医学信息专员服务模式与机制

栾冠楠　陈宇飞　杜俊杰　著

海洋出版社

2025年·北京

图书在版编目（CIP）数据

医学信息专员服务模式与机制／栾冠楠，陈宇飞，杜俊杰著. -- 北京：海洋出版社，2024.12

ISBN 978-7-5210-1238-5

Ⅰ.①医… Ⅱ.①栾…②陈…③杜… Ⅲ.①医学信息-情报服务-研究 Ⅳ.①R-058

中国国家版本馆CIP数据核字（2024）第030373号

责任编辑：张　欣
责任印制：安　淼
封面设计：申　彪

海洋出版社　出版发行

http：//www.oceanpress.com.cn

北京市海淀区大慧寺路8号　邮编：100081
涿州市般润文化传播有限公司印刷　新华书店经销
2025年1月第1版　2025年1月北京第1次印刷
开本：787mm×1092mm　1/16　印张：12.25
字数：164千字　定价：98.00元
发行部：010-62100090　总编室：010-62100034

海洋版图书印、装错误可随时退换

《医学信息专员服务模式与机制》
参与编写人员

栾冠楠　中国医学科学院医学信息研究所
陈宇飞　中国人民解放军空军特色医学中心
杜俊杰　中国人民解放军空军特色医学中心

目录 CONTENTS

01 绪论 (1)

1.1 研究背景 // 1

    1.1.1 信息专员的产生 // 1

    1.1.2 信息专员的作用 // 2

    1.1.3 信息专员的服务内容 // 4

1.2 研究意义 // 5

    1.2.1 有助于进一步完善医学学科服务理论体系 // 5

    1.2.2 有助于针对医务人员实际需求提供个性化服务 // 6

    1.2.3 有助于提高临床学术水平和医疗质量 // 6

    1.2.4 有助于改善现有医学信息服务模式 // 6

1.3 研究思路 // 7

1.4 研究内容 // 8

    1.4.1 国外信息专员服务模式及国内发展现状 // 8

    1.4.2 用户信息需求调查及结果分析 // 9

1.4.3 构建信息专员服务模式框架 // 9
1.4.4 对理论模式的实证研究及用户满意度调查 // 9
1.4.5 信息专员服务体系的构建与保障机制 // 9
1.5 研究方法 // 10

02 信息专员国内外发展现状实践及理论概述 (11)

2.1 信息专员的起源、发展和内涵 // 11
  2.1.1 信息专员的起源与发展 // 12
  2.1.2 信息专员的概念与内涵 // 16
2.2 国外信息专员典型案例 // 17
  2.2.1 美国国家医学图书馆 // 18
  2.2.2 霍普金斯大学 Welch 医学图书馆 // 22
  2.2.3 亚利桑那健康科学图书馆 // 27
  2.2.4 哥伦比亚大学医学图书馆 // 29
  2.2.5 英国国家医学电子图书馆 // 32
  2.2.6 案例小结 // 35
2.3 国内医学信息专员实践和研究进展 // 39
  2.1.1 现状分析 // 39
  2.1.2 存在问题 // 42

03 用户信息需求问卷调查及结果分析 (47)

3.1 预调查情况 // 48
3.2 调研概况 // 51
3.3 调研结果描述性统计 // 53
  3.3.1 被调查者基本情况 // 53
  3.3.2 用户查询信息习惯 // 54
  3.3.3 用户信息服务需求 // 58

3.3.4　医学图书馆开展信息服务情况　// 59
　　3.3.5　用户对现有信息服务满意度　// 60
3.4　数据分析　// 65
　　3.4.1　信度和效度分析　// 65
　　3.4.2　因子分析　// 68
3.5　个人访谈结果分析　// 79
　　3.5.1　临床诊断　// 80
　　3.5.2　治疗　// 82
　　3.5.3　康复　// 84
　　3.5.4　护理　// 85
　　3.5.5　预后判断　// 85
　　3.5.6　临床实践指南　// 86
　　3.5.7　科研　// 88
3.6　本章小结　// 88

04 信息专员服务模式设计　　　　　　　　　　　　　　　　（90）

4.1　临床诊断阶段服务模式设计　// 91
　　4.1.1　临床诊断阶段信息咨询服务模式　// 91
　　4.1.2　临床诊断阶段融入科室服务模式　// 93
　　4.1.3　临床诊断阶段循证医学考证模式　// 93
　　4.1.4　临床诊断阶段现场服务模式　// 95
　　4.1.5　临床诊断阶段评价服务模式　// 95
4.2　治疗阶段服务模式设计　// 96
　　4.2.1　治疗阶段信息咨询服务模式　// 96
　　4.2.2　治疗阶段融入科室服务模式　// 97
　　4.2.3　治疗阶段循证医学考证服务模式　// 97
　　4.2.4　治疗阶段现场服务模式　// 98
　　4.2.5　治疗阶段评价服务模式　// 98

4.3 康复阶段服务模式设计 // 99
    4.3.1 康复阶段信息咨询服务模式 // 99
    4.3.2 康复阶段融入科室服务模式 // 100
    4.3.3 康复阶段循证医学考证服务模式 // 100
    4.3.4 康复阶段现场服务模式 // 101
    4.3.5 康复阶段评价服务模式 // 101

4.4 护理阶段服务模式设计 // 101
    4.4.1 护理阶段信息咨询服务模式 // 103
    4.4.2 护理阶段融入科室服务模式 // 103
    4.4.3 护理阶段循证医学考证服务模式 // 104
    4.4.4 护理阶段现场服务模式 // 104
    4.4.5 护理阶段评价服务模式 // 105

4.5 预后判断阶段服务模式设计 // 105
    4.5.1 预后判断阶段信息咨询服务模式 // 106
    4.5.2 预后判断阶段融入科室服务模式 // 106
    4.5.3 预后判断阶段循证医学考证服务模式 // 107
    4.5.4 预后判断阶段现场服务模式 // 108
    4.5.5 预后判断阶段评价服务模式 // 108

4.6 临床实践指南服务模式设计 // 109
    4.6.1 临床实践指南信息咨询服务模式 // 109
    4.6.2 临床实践指南融入科室服务模式 // 110
    4.6.3 临床实践指南循证医学考证服务模式 // 111
    4.6.4 临床实践指南现场服务模式 // 112
    4.6.5 临床实践指南评价服务模式 // 112

4.7 科研阶段服务模式设计 // 113
    4.7.1 科研阶段信息咨询服务模式 // 114
    4.7.2 科研阶段融入课题组服务模式 // 115
    4.7.3 科研阶段循证医学考证服务模式 // 116

  4.7.4 科研阶段现场服务模式 // 117

  4.7.5 科研阶段评价服务模式 // 117

4.8 本章小结 // 118

05 实证研究及用户满意度调查 （120）

5.1 临床与科研的实证研究 // 120

  5.1.1 信息咨询 // 121

  5.1.2 融入课题组 // 125

  5.1.3 循证医学考证 // 127

  5.1.4 现场服务 // 130

  5.1.5 评价服务 // 130

5.2 用户满意度调查及结果分析 // 130

  5.2.1 LibQUAL+®模型及改进 // 131

  5.2.2 焦点团体法 // 139

5.3 服务改进建议 // 141

5.4 本章小结 // 142

06 信息专员服务体系构建与保障机制 （143）

6.1 信息专员服务的体系构建 // 143

  6.1.1 信息专员服务的指导思想 // 143

  6.1.2 信息专员服务的内容体系 // 144

  6.1.3 信息专员服务的内容要素 // 146

6.2 信息专员服务的保障机制 // 151

  6.2.1 确立信息专员发展定位，进行战略规划 // 151

  6.2.2 建立信息专员工作制度和保障机制 // 152

  6.2.3 制定信息专员服务政策机制，支撑服务的有效进行 // 153

6.2.4　建立信息专员绩效考核机制,完善激励措施　//　154

6.2.5　制定馆院合作机制,打造全天候服务环境　//　155

6.2.6　建立信息专员人才培养机制,完备人力资源建设　//　156

6.2.7　制定信息专员管理机制,完善制度层面保障　//　157

6.3　本章小结　//　159

07 结论与展望　(160)

7.1　研究结论　//　160

7.2　局限性　//　161

7.3　展望　//　162

附录　(163)

附录1　医务工作者信息需求调查　//　163

附录2　医务工作者个人访谈问题题录　//　167

附录3　关于讲座内容的调查　//　168

附录4　试点机构学科馆员服务质量评价调查　//　169

附录5　试点机构信息专员服务质量评价调查　//　172

参考文献　(175)

1 绪论

1.1 研究背景

1.1.1 信息专员的产生

随着我国卫生事业改革的不断深化和生命科学的迅猛发展，医学信息资源成指数增长，医疗卫生从业人员对信息需求与日俱增，他们需要快速准确地获取世界范围内最新的医疗技术、针对疾病最优的治疗方案等相关信息。与此同时，世界也需要听到他们对疾病和治疗方案独到的见解，能否及时获取前沿性医学科技信息已然成为影响科技创新效率和医学科学研究质量的重要因素。中国科技信息研究所发布的 2014 年中国科技论文统计结果显示，2004 年至 2014 年 9 月，我国共发表国际论文 136.98 万篇，排在世界第 2 位，仅次于美国[1]。科技论文已经成为评价医院科研产出的重要指标，而是否能够及时、准确、快速地获取相关领域最新信息资源已然成为医疗和科研工作决定性的基本条件。现代医学文献数量庞大、类型复杂、更新频繁、领域分散，重复性增多，可靠性降低，临床医护人员和科研人员由于时间的紧迫获取有价值的知识信息非常不便，需要有相关专业知识背景的信息人才代为加工整理，信息专员应运而生。

泛在化的知识环境下，国内外医学图书馆纷纷进行了嵌入式服务的实践探索。在国外，信息专员项目在实践方面已经探索了十几年的时间，取得了很好的成效，并且得到了广大医务工作者的认可。而国内，信息专员仅仅停留在理论方面，还没有相关的实践。信息专员在服务上具有预见性和前瞻性，能够随时了解学科已经取得的科研成果，针对信息内容进行深加工，提供信息的获取、重组、创新、整合，增强信息服务的时效和质量，同时注重与用户的交流与反馈，在服务理念、服务模式、服务项目和内容上与传统的医学学科馆员都有所不同。由于医学信息服务的层次直接决定了医药卫生科技创新的水平，所以医学图书馆必须发挥好医学信息服务功能，促进医药卫生科技的创新，迎接知识经济的到来[2]。

1.1.2 信息专员的作用

Informationist（信息专员）这一称谓是 Davidof 和 Florence 于 2000 年首次提出的。他们建议临床医师将其信息需求委托给信息专员，就像他们把实验室检查、x 光检查等交给其他医疗辅助科室人员一样[3]。临床医疗人员对于信息专员工作的评价表明，信息专员在医疗工作中所起的作用及其信息提供能力是非常显著的。虽然信息专员和医学学科馆员都是为用户提供信息服务，但是与传统医学学科馆员不同的是，信息专员为用户提供的是有针对性的、深层次的信息服务，在传统医学学科服务基础上进行了延伸和扩展。信息专员充当了信息提供者、信息评价者、循证医学考证者、信息素养教育者等多重角色。

临床医生主要从事临床诊疗，医学科研小组主要从事科学研究，领域都比较专深，所需信息专指性强，并且需要个性化的信息服务，传统的医学学科馆员很难满足用户的信息需求。信息专员将服务嵌入到用户的研究、教学及学习信息行为之中，为用户提供多项基于用户需求如学习、教学与科学研究的知识信息服务，呈现的是整合后的研究报告。信息专员定期参加临床会诊或科研组研讨会议，收集用户信息需求，了解项目进展情况，与用户随时沟通与反馈，以保证提供信息的准确性。同时，信息专员还会作为信息评价者根据用户的需求对信息进行评价，筛选出高质量的信息提供给用户，节省用户的时间。

不仅作为信息提供者与评价者，信息专员还作为循证医学考证者参与到治疗活动中。根据国家卫生健康委员会，简称卫健委（原卫生部）公布的数据，2014 年 1-7 月，全国医疗卫生机构总诊疗人次达 42.9 亿人次，同比提高 6.0%[4]。其中：医院 26.2 亿人次，同比增长 10.0%。随着就诊人次的增加，我国医生的相对数量竟然在逐渐减少，根据国家统计局发布的数据，我国每千人拥有医生数量在 2000 年、2005 年和 2009 年分别为 1.64、1.51 和 1.42，与发达国家相比，我国医生的数量远远不足，欧美等发达国家这一数字均在 3.0 左右。更为重要的是，我国医疗机构层次结构不甚合理，截至 2014 年底，我国全国医疗机构总数为 25 509 所，三级医院总数为 1624 所（其中三级甲等医院 989 所）[5]，仅占全国医院总数的 7.01%（三甲医院 4.27%），大部分三级以下医院的医生整体学历水平不高，他们需要及时准确地获取相关的医疗卫生知识，从而为患者提供最合适的诊疗方案。临床工作的异常繁忙与知识的急速更新，使得大部分一线、二线临床医生无法及时了解和采纳最新最权威的研究成果，而不断重复国内外高水平医疗机构已经走过的弯路，对本来就匮乏的医疗资源造成了浪费，甚至有可能对患者漏诊、误诊、误治，造成不可弥补的损失。医学图书馆作为提供信息知识资源的场所，信息专员应该首先担负起为临床工作者寻找最佳治疗证据（即循证医学）的任务。循证医学的概念最早是由加拿大临床流行病学家 Saeket 提出[6]，其含义为："有目的、正确地运用现有最好的科学依据来指导对每位病人的治疗"[7]，概念中明确提出临床医学应该认真、谨慎地将临床研究中取得的最新、最好的证据用于指导和解决临床问题。在治疗过程中，信息专员深入到医院一线与临床医生直接接触，利用循证医学帮助医生获取最合适的治疗方案，以解决各类医药相关人员的信息需求。

信息素质教育者是信息专员的另一个身份。临床及医学科研人员在进行研究过程中要花费大量的时间精力去检索获取相关文献，这不仅浪费了科研人员大量的时间和精力去做这些搜集资料的基础工作，同时由于他们并非专业信息工作人员，有可能存在挖掘的信息陈旧、信息错误或者信息缺失等问题。这样不仅大大降低了工作效率，而且对自己所从事的专业学科的现状和发展趋势也不能及时、准确并且完整地掌握。信息专员的专业知识与技能弥补了研究和医疗团队的不足，信息专员不仅能作为信息提供者，为广大医疗从业者提供信息服务，还可以作为教育者，为用户进行培训，提高其文献检索等个人信息素养能力。这种具有针对性的培训，无论对于医学研究还是临床实践都具有积极的作用。同时，信息专员作为研究成员参与到医学研究或临床医疗中，参与查房、实验课题设计以及患者信息资料的统计，与医疗从业者优势互补，相得益彰，相互取长补短，能够使原始信息资源的获取及分析更加充分。因此，从整个用户组的角度来说，信息专员是比较全面了解用户的研究工作同时负责信息处理及管理的重要人员。

1.1.3　信息专员的服务内容

由于医学环境的不断变化，在循证医学环境下，信息专员的服务内容要求提供基于用户、基于知识的信息服务，直接参与支持病人的诊疗、优化医生决策、医院管理和战略规划的决策、医院临床工作人员的终身学习和专业技能的提高、病人及家庭的教育和医院科研创新等等。因此，探索以循证决策为核心的创新型信息专员服务模式是最贴近信息社会医院学科建设的，也是医学图书馆为医疗服务、为学科建设服务、为医学科技创新服务、为医药体制改革决策服务的最佳模式。

在这种全新的服务模式下，信息专员的服务内容主要包括以下五个方面：

对用户提出问题进行咨询解答和科技查新，文献查找及原文传递，针对用户不同需求开展提高个人信息素养的培训和讲座等的信息咨询服务；嵌入到用户工作环境中，针对用户在临床诊疗每个阶段遇到的具有争议的问题进行收集、分析、筛选，并深入分析用户的隐性信息需求，为用户提供决策支持的融入科室式服务；根据用户需求，为其寻找诊疗的最佳证据，参与系统评价的循证医学服务；参与临床会诊、医生查房及医学科研，随时收集用户需求的现场服务；帮助用户评价临床证据、期刊以及文章的质量，对其进行分级的评价服务。

1.2 研究意义

国内在循证医学环境下的相关信息服务研究起步较晚，深度不够，在图书情报领域，基本还处于理论探讨层面，没有付诸实践，而医学学科又具有专业性强、文献半衰期短、学科研究活跃、知识更新周期快等特点，这些都要求医学信息服务模式要进行深层次的变革。医学图书馆作为信息资源提供者，应该向用户呈现新的维度，将信息专员作为信息资源融入临床、研究和教学队伍中，充分利用、整合及挖掘卫生领域的海量信息，以一种更为专业的服务模式担负起为我国高等医学院校的教学、科研和临床提供文献信息保障，为科学证据的生产、共享、使用和传播提供有效手段和良好载体的责任。信息专员作为信息提供者与评价者、医疗策略的优化者以及信息素质教育者，在文献信息和临床医疗科研实践之间搭建桥梁，随着我国医学图书馆学科建设的不断深入和医院的现代化建设，信息专员的设立有以下几点意义。

1.2.1 有助于进一步完善医学学科服务理论体系

本文将信息专员的服务模式进行多学科综合研究，将信息专员的服务嵌入到用户工作流程的每一个环节，拓宽了医学学科服务研究思路，对医学学科服务的理论研究是一次重要的完善。通过对信息专员服务进行系统地研究，突破了国内医学学科服务在理论研究领域的局限。对用户需求进行剖析，提出具有可操作性的服务模式框架，为今后开展医学学科服务的理论研究提供借鉴。本文将医学科学的理论与方法应用到学科服务的研究中，有利于进一步拓展医学学科服务的研究方法，对医学学科服务的理论是一次突破和创新。

1.2.2　有助于针对医务人员实际需求提供个性化服务

对比国外信息专员提供的服务模式，调研国内医学信息服务模式，通过对我国临床医务工作者的信息行为进行观察、分析，总结用户的信息需求和信息需求的特点，洞悉临床及医学科研人员未来科研信息的需求倾向，为其提供及时、高效、准确的医学科研成果信息，保障医生的医疗质量。医务工作者只有在充分了解本学科领域中的已有治疗方式、疗效和最新科研成果，才能增强自己的职业敏感度和判断能力。

1.2.3　有助于提高临床学术水平和医疗质量

通过信息专员不同的服务模式，为临床医务工作者提供临床决策支持，帮助其及时准确地获取医学信息，有效提高服务准确率，从而提高临床学术水平和医疗质量。信息专员使信息和医学深度融合，为临床及医学科研人员的科研工作提供知识支撑服务，更好地服务于从事医疗卫生的人员，使他们能够为人类卫生事业的发展做出更大的贡献。

1.2.4　有助于改善现有医学信息服务模式

有效的信息服务是基于专业化和个性化的服务，不是批发式的服务[8]，医学信息服务也是同样的道理。由于临床医务人员工作中包含的医学信息量很大，需要信息专员全程进行信息跟踪，为其最终优化方案的决策提供信息。训练有素、具有专业知识的信息专员在研究及信息咨询中可以起到关键作用，能够帮助用户从海量资源中获取其所需要的信息，及时调整服务策略，使用户获取更为全面的信息，保证信息服务的质量。信息专员通过对临床及医学科研人员信息需求的系统性评价与研究，为其制订未来的战略规划提供理论依据，有助于为医学信息服务模式的适应性转变提出建设性意见。

1.3 研究思路

本文共有如下四个阶段：第一，获取信息阶段。采取抽样调查与经典案例分析相结合的方式。案例研究，选取有代表性的国外经典个案进行详细研究，选取特定的信息专员服务模式作为个案，对其建设性及可行性进行研究。从文献资料的梳理和国内外医学图书馆网站两方面调研国外信息专员的服务内容和模式以及国内的发展现状，利用文献调查法、社会调查法和内容分析法进行系统科学的收集、梳理和归纳总结，为本文的研究做铺垫。调研工作在研究方法上做到理论研究与实证研究相结合，定性分析与定量分析相结合。访谈采取个人访谈与专家咨询相结合。第二，构建理论模式阶段。深入国内各大医院进行调查，通过问卷调查和实地访谈收集国内医务工作者的实际信息需求以及用户行为习惯，分析数据，总结用户行为特点，结合用户工作流程，在此基础上构建信息专员服务模式框架，这是本文的重点，也是关键点。信息专员服务模式的内容分为五类：信息咨询式、融入科室式、基于循证医学考证、现场服务式，评价服务式。第三，实证研究阶段。选择空军军医大学附属医院为试点机构，对信息专员服务理论模式进行实证研究，基于 LibQUAL+®模型的改进，对用户进行信息专员服务前后的满意度调查，对信息专员服务质量进行评价，进一步验证信息专员服务理论模式。收集用户反馈意见，对信息专员的服务模式进一步调整。第四，构建服务机制与体系阶段。从指导思想和内容要素来建立信息专员服务体系，通过确立信息专员的发展定位、工作制度、建立绩效考核、促进馆院合作、制定人才培养政策、建立人员管理等机制以保障信息服务模式更好地实施，具体思路如下图所示。

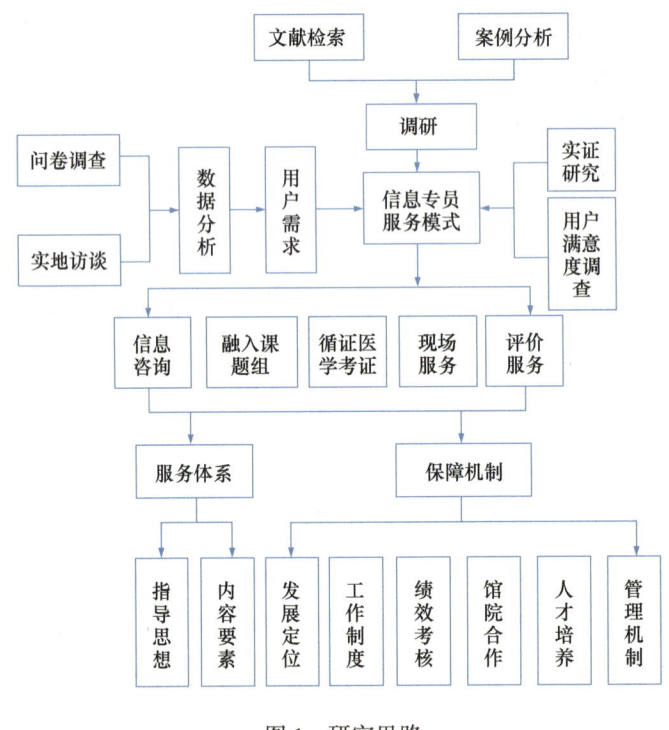

图 1　研究思路

1.4　研究内容

1.4.1　国外信息专员服务模式及国内发展现状

这一章主要梳理了信息专员服务特点、内容及其模式，对国外信息服务模式设计的最佳实践进行深入分析，以便为国内学习及借鉴。国外在信息专员服务模式、开展信息专员项目的问题上都有成功的实施案例，如美国国家医学图书馆、Welch 医学图书馆、亚利桑那健康科学图书馆、哥伦比亚大学医学图书馆、英国国家医学电子图书馆等都是信息专业服务的典范。调查国内医学图书馆学科服务的现状并进行分析找出优势劣势，规划未来服务方向。

1.4.2 用户信息需求调查及结果分析

明确受众群体为临床医疗及科研人员，设计问卷调查，通过发放调查问卷的形式调查用户群的信息需求特点，将调研结果分类并进行数据分析，包括对问卷的信度与效度分析、因子分析。在静态数据收集的基础上，对用户群体进行分类，总结不同用户群的信息需求特点，为下文构建信息专员服务模式做铺垫。

1.4.3 构建信息专员服务模式框架

在掌握用户实际信息需求的基础上，根据国内医学信息服务现状及特点，借鉴国外信息专员服务的理论研究成果、实践模式与经验，以临床医生和科研人员的工作流程为基础，结合当代循证医学环境，构建信息专员服务理论模式。此服务模式包括信息咨询式、融入科室式、基于循证医学式、现场服务式，评价服务式共五类内容。

1.4.4 对理论模式的实证研究及用户满意度调查

为了进一步验证信息专员服务理论模式的可行性，选取空军军医大学第一附属医院——西京医院骨科为试点机构。通过与空军军医大学图书馆的沟通，对确定的3名学科馆员进行系统培训后，由这3人担任信息专员的角色进驻到试点机构，严格按照信息专员理论模式为用户进行服务，并对服务质量进行用户满意度调查。

1.4.5 信息专员服务体系的构建与保障机制

从指导思想和内容要素的角度构建信息专员服务体系，通过发挥信息专员不同的职能，促进信息专员服务体系的完善。通过设定信息专员的发展定位、建立工作制度、建立绩效考核制度、促进馆院合作、制定人才培养政策和建立人员管理等保障机制来确保信息专员服务模式的顺利实施。

1.5 研究方法

正确选择研究的方法是实现研究目标的关键[9]，本文的研究内容涉及图书馆学、医学统计学和管理学学科，理论性与实践性都很强。本文的研究将采用多学科交叉的研究方法，应用临床医学、信息服务理论和管理学等基本理论，结合一些具体研究方法和工具，系统地开展研究。本书侧重于理论与实践相结合，主要研究方法包括文献调研法、问卷调查法、专家访谈法、焦点团体法。

文献调研法：本文通过中英文数据库和国内外医学图书馆网站等途径搜集、梳理、分析信息专员服务相关的期刊、学位论文和著作等资料，为本文提供重要的研究背景和理论技术方法。通过对信息专员理论服务进行研究，试图比较全面地把握相关领域的发展态势和研究动态，进而构建本书所依托的基本理论模式框架。

问卷调查法：对国内各大医院的医务工作者进行抽样调查，目的是了解我国医务工作者的信息需求，为本书提供实践基础。此外，为信息专员服务模式的研究提供现实依据。对信息专员服务效果评价时，采取的是对同样的用户群体进行信息专员提供服务前后的用户满意度的问卷调查。

专家访谈法：作者深入到医院对临床专家进行访谈，通过了解整个诊疗过程和科研过程，得以比较充分地了解到信息专员服务模式如何构建才能更加贴合用户的需求，获得了宝贵的临床专家视角的第一手资料。

焦点团体法：为了评价信息专员的服务质量，对基于LibQUAL+®模型的用户满意度调查进行补充，进一步明确信息专员服务存在的问题和寻求解决方式，本文采取焦点团体法搜集到较深入、较真实的用户意见。

2 信息专员国内外发展现状实践及理论概述

信息专员是伴随着用户需求和医学图书馆专业服务能力同步提升而出现的一种新型角色。面向用户需求而开展的信息专员服务是医学图书馆服务的延伸和深化，随着信息服务模式不断地发展与完善，用户与信息专员的关系越来越紧密。就如同目录时代需要索引卡片一样，当今时代图书馆和用户都需要具备突出信息搜索能力的专业人员，这是信息专员存在的最大意义。

2.1 信息专员的起源、发展和内涵

随着医疗环境的不断变化和医务工作者信息需求的改变，医学图书馆正在经历从未有过的生存压力，传统的综合性搜索服务面临着危机考验。医学图书馆主管部门和广大用户对深度信息服务的呼唤，使人们对信息专员服务的需求更加强烈。医学图书馆的目标是以一种及时、准确以及易于实现的方法满足用户的信息需求，为其提供一种直接高效的帮助，而信息专员恰好满足了这个要求。信息专员是为了满足医务工作者的专业需求，把所需信息经过专业整合后呈现给特定客户群体的深度信息服务。这个角色以提高医学图书馆服务质量为目标，为医疗决策提供全方位的信息支撑和服务保障。

2.1.1 信息专员的起源与发展

信息专员（Informationist 或 Information Specialist in Context）的概念最早是由 Davidoff 和 Florance 在 2000 年提出，专指为医学临床系统的科研人员、研究生、医生、护士等提供高度专业的信息服务的一种职业[10]。他指出，信息专员需具备 4 种能力：首先信息专员必须对信息科学和临床医学有清晰和明确的认识；其次，除了掌握必要的概念性知识，信息专员还必须学习检索、整合并呈现医学信息以及在临床护理团队中发挥作用的实用工作技能；再次，对于信息专员的培训课程应该是被认可的，参加过培训课程的人应该通过国家机构被授予合格证书；最后，从临床医生、护理团队到整个医疗系统都应把训练有素的信息专员看作是重要的一分子。随后，Davidoff 和 Florance 强调"信息专员必须掌握某些标准课程"，并且再次争取官方资质认证程序的启动。信息专员必须完成的课程包括：基本医疗概念、临床流行病学原理、生物医学统计、文献评读以及信息管理。有了这些基础，信息专员便可具备"从已发表文献中检索、提炼以及整合信息"的能力。

从以上信息专员的基本论述中，我们可以归纳和提炼出关于信息专员的基本概念框架，如图 2 所示。

信息专员概念和内涵的构成（如图 2 所示）是一个层级化和进阶的过程。信息专员需要具备（1）医学知识和医疗环境的背景知识与认识；（2）"医学+信息"两方面的专业知识与技能；（3）这些技能必须要经过认证；（4）具备这些知识与技能认证的人员需要在工作中融入团队，并得到团队成员的承认和采纳。只有满足了上述五条要求，才可以符合信息专员的概念。

在信息专员实践方面，最早的信息专员项目始于 2001 年，是美国国家卫生研究院图书馆（NLM）为了将信息服务（而不仅仅是信息资源）整合到美国国家卫生研究所（NIH）临床、科研及行政人员的日常工作

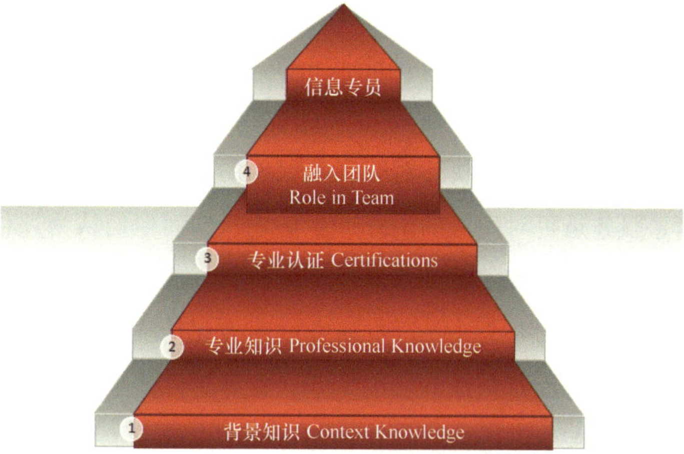

图2　信息专员概念框架

环境中[11]。2002年4月，美国医学图书馆学会组织了一场特邀会议，目的是"对医学及科研信息专员进行全面讨论，明确定义，并提出发展建议"[12]。本次会议得出的关键结论是尽管信息专员要进行多种工作，但是所有的信息专员"必须同时掌握专业学科领域知识以及检索、分析、提炼信息的方法"[13]。正如Davidoff和Florance指出的，"医疗从业者尽最大的努力寻找出隐藏在海量医学文献和医学信息中他们所需要的关键点"。2004年，美国国立卫生研究院开始建立信息专员模式，在医学领域提供嵌入式信息服务，服务的目标是：在提供文献查找的基础上实现对查找结果的提炼、整合与分析。北卡罗莱纳大学和匹兹堡大学等研究型医学图书馆也都陆续设立了信息专员这个职位，开展面向科研和临床医疗人员的信息服务[14]。

信息专员的出现，来自一线强烈而深切的信息需求：随着医学事业的进步，医疗人员对生物医学信息的需求日益强烈，而这种专指性很强的信息获取对于单纯的图书馆员或者只有生物学背景而没有信息科学方面训练的人来说是很难做到的。信息专员在信息科学和临床医学研究方面受过系统的训练，因此他们能够为医学健康护理团队提供专业的信息服务，例如对医学信息的检索、合成和展示等。调查显示，临床医师倾向于使用临床医学图书馆员（clinical medical librarian）提供的服务，但是几乎没有证据显示临床医师是怎样使用文献的，他们对病人治疗的影响和医疗费用的有效性，缺乏对于影响因素的明确定义，大多数研究只是提到信息服务是否对病人的治疗产生影响，然而他们认为评估对病人治疗的直接影响是非常困难的，比较定量研究方法或者系统性定性研究方法使用的很少，迄今为止，没有研究试图去评估临床医学图书馆员服务关于病人治疗方面直接或间接的影响，在更为广泛地系统性评价的研究里显示，临床医学图书馆员提供的服务确实对病人的治疗有益，并且能节省临床医师的时间，且成本效益性好。临床医学图书馆员需要临床实践指南来指导他们的服务。

信息专员制度的建立和发展始终得到了来自美国医学图书馆协会和美国国家医学图书馆的支持，国家医学图书馆为此专门设立了针对信息专员的培训基金，并在2004年开始持续颁布表彰和奖项[15]。在随后的几年，为了方便用户临床及科研工作的信息需求，NLM逐步拓展信息专员的工作范围和工作内容，将信息专员分配至具体工作组中进行工作，此外，NLM图书馆信息专员的工作还包括团队信息检索工程，起草文稿以及参与文章撰写等。

在信息专员从概念走向实践的过程中，人们逐渐意识到：人员的素质、才干和质量是决定信息专员服务价值的成败的关键因素。范德比尔特大学Giuse等学者今年所做的对于范德比尔特大学临床信息顾问服务的研究表明，信息专员必须是经过专业培训并掌握专业技能的人员，研究指出临床信息专员应当作为"临床医生的顾问"，并且需要掌握"深度专业知识"[16]。2006年，Banks对信息专员进行重新定义。信息专员不再是传统意义上的医学学科馆员，这个角色将扩大到更多可见的活动中，比如研究指导和延伸服务。

由此可见，国外的信息专员服务经过长达十多年的实践，已经逐步形成了以用户为面向，以人才为核心，以专业知识和技能为基础，以相应的服务机制和保障机制为平台的较为成熟的信息专员服务制度。如图3所示，知识、技能、认证、保障、团队、现场以及最为重要的人才等要素共同构成了国外信息专员服务的成熟体系。

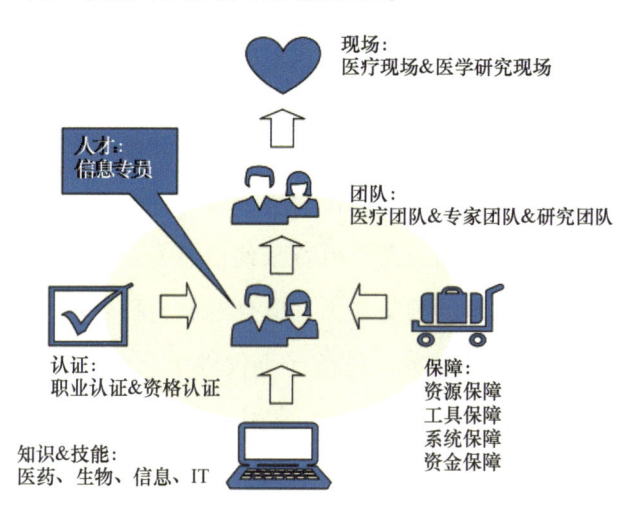

图3　国外信息专员服务内容构成

国外医学图书馆信息专员的自身专业素养很高，同时具备图书情报学专业背景知识和医学学科背景知识，是高素质、复合型的专职信息服务人员。由于国外高校或研究所对信息专员都有相应的资格认证，待遇也比普通的学科馆员要高，还有相应的机制进行保障，因此信息专员工作的积极性高，责任感强，而且信息专员还会根据图书馆的发展计划制定个人专业发展计划。同时，图书馆也会采取各种方式对信息专员进行专业培训和后续教育，帮助其为用户提供更专业的信息服务。虽然目前每个医学图书馆都设置了信息专员这个岗位，而且岗位人数也不多，但是信息专员的工作责任到人，每个专员为几个医生或医学研究生服务，为他们提供医学图书馆的各种咨询、评价及情报服务，使信息专员真正与服务对象实现无缝对接，为其展开更具针对性、专业性的信息服务。

2.1.2 信息专员的概念与内涵

临床医学、生物医学研究、公共卫生以及医学专业教育等方面的信息庞大且复杂，需要新的信息策略来获取最高效的资讯服务。同时，数据检索的管理不善会导致检索信息错误。与医学学科馆员相比，信息专员在医学信息获取及处理方面更加专业。国外医学图书馆近几年陆续开展了信息专员服务，将其同时嵌入到物理空间和虚拟空间，同时嵌入到教学现场和科研现场。信息专员作为科研及医疗团体中的一员，有时也被称为语境信息专家，其交叉学科背景使信息专员具有检索、整合、管理及利用各种科研信息的独特能力。信息专员为科研项目提供高度专业化的信息学及知识管理服务，包括（不仅限于）文献评读、系统综述、评估用户需求、鉴定研究数据档案、索引及分类、数据管理、知识制图、信息检索及可视化、整合知识资源到电子病历档案、评估科研影响等，可以帮助临床医生或生物学家选择及掌握数据管理方法，定义数据管理策略参数、协助科研团队、评估结果与影响，协调各项任务（如 PubMed 中心与临床试验中心）[17]。这项服务的目标是通过信息专员的积极活动，使临床医学、转化医学以及生物医学研究可以得到提升和改善，而这也正是信息专员区别于医学学科馆员的独特特质。信息专员的服务经历着逐步建立、演变并完善的过程。

在我国，当前对于"信息专员"的概念，无论是在图情专业教材里，还是在图书馆学方面的辞典里，都没有明确的定义。由于信息专员是在学科馆员的基础上发展而来的，在理论及实践领域中主要涉及以下名称：临床图书馆员、医学学科馆员、医院图书馆员、联络馆员、知识管理人员、信息专家、临床信息专家等，所有上述的角色都有着同样的目标，即为客户提供医疗卫生信息，并成为医学图书馆学领域的常规职业。社会环境、医疗系统和医务工作者信息需求的不断变化，催生了这样一种新职业的诞生。信息文本的高效处理需要这样一类人，他们经受过正规的信息管理学培训及特定学科的培训，是真正的双学科精通者。

本文认为：信息专员是嵌入医学用户临床场所并提供个性化深度知识服务的图书馆员。信息专员通常接受过特定的医学专业科学学科教育，如高级生物医学统计、流行病学、基因学、循证医学、临床伦理学、临床实验原理与实践以及临床及科研文献分析等培训，并且需要掌握相应专业的特定学科专业知识，同时接受过高阶图书馆学及信息学的技能培训。在检索时他会进行深度搜索生物信息学文献，并进一步筛选整合检索结果，得到更为专业并且重点突出的信息，可针对特定客户的特殊专业进行专门学习，以满足特定客户的专业化需求，且通过嵌入用户服务团队中间，主要包括：科研实验室、临床科室以及临床会议室等，前瞻性预估客户的需求，为客户提供持续不间断的专业咨询服务。

2.2　国外信息专员典型案例

本文选取了在信息专员服务方面具有较长历史及经验积累或具有创新和特色的六家图书馆作为案例，这些案例主要来自美国、英国及加拿大等英语世界发达国家，一方面是它们的相关资料较容易获取和解读，另一方面这些国家的案例也可以作为全球范围内信息专员发展的一个观察切面或风向标，可以在一定程度上反映信息专员的发展现状和发展趋势。笔者综合考虑了结构类型、机构层级、机构影响力，以及机构案例的实践价值、推广价值和参考意义等综合因素，既关注专业的医学类研究图书馆，也兼顾综合性大学的医学图书馆，力求能够反映信息专员服务在发达国家有关机构中的发展环境、发展历程、发展方向和发展趋势。综合以上考虑因素，本文选取了美国国家医学图书馆、美国霍普金斯大学 Welch 医学图书馆、美国亚利桑那健康科学图书馆、美国哥伦比亚大学医学图书馆以及英国国家医疗卫生图书馆作为案例，对其发布的政策、规划、新闻等动态消息和围绕这些机构的报告、研究论文等文本进行了持续跟踪和整理。在对以上文本进行整理的基础上，本文形成了对相关典型案例的案例分析。在案例分析中，本书力求既呈现具体的实施策略，同时也力求揭示背后所反映的指导思想和模式特征。

2.2.1 美国国家医学图书馆

1. 机构介绍

美国国家医学图书馆（National Library of Medicine，NLM）作为世界上最大的医学图书馆在互联网在线图书馆接入系统、可视化人体项目、人类基因组计划、临床试验注册系统和应对灾难等方面做出的努力和贡献，推进了全球生物医学知识传播和有效利用[18]。美国国家卫生研究院（National Institutes of Health，以下简称NIH），是美国从事和支持医学研究的主要机构[19]。NIH于2001年开展了信息专员项目，将服务拓展至全国各地的NIH研究人员，以满足他们对于医学研究和临床治疗的信息需求。

2. 信息专员基本情况

NLM对信息专员的定义是指具备某一特定学科背景的专业化图书馆员，其学科包括化学、免疫学以及转化医学[20]。通过NIH图书馆，信息专员为所服务的团队提供个体化的信息服务，这种服务打破了传统图书馆学服务界限，节省医疗团队的工作时间，更为重要的是能够提高研究及患者医疗的质量[21]。信息专员不止通过面对面的方式提供服务，还可以通过电子邮件、手机、传真、电话为NIH大学以外的团体提供服务。此项目最早在一个科学研究所只有一名信息专家，到2009年时，该馆已经形成了由14名馆员组成的信息专员团队，嵌入到28个科研团队中，并向16家研究单位的40多个项目提供支持。发展到现在已经成长为16名信息专员为108个不同的NIH及HHS医疗团体服务，其服务范围涵盖生物信息学、卫生政策、内科学、传染病学、心脏病学、内分泌学、其他临床学科、护理学、化学、灾害预防以及转化医学等方面[22]，支持18所大学开展医学信息研究培训项目，每个信息专员负责1~6个不同学科专业领域的NIH研究项目，参与研究所计划，加入临床团队，出席临床会议，并向大会提交报告。信息专员有一半的时间是在提供信息服务，还有一半的时间进行数据分析。NLM 的信息专员半数都有医学背景或工作经历，且均具备图书馆学学位。NLM 的许多信息检索团队还会使用到一些进阶信息服务，包括针对特定信息库的高阶检索或协助起草试验方案等工作。信息专员作为 NIH 信息检索团队的助手，正好填补了此项空白。

3. 信息专员工作方式

NLM 信息专员主要有以下三种工作方式，分别为在临床科室工作、在国外及国际层面的工作、在生物信息学方面的工作以及培训工作。

（1）在临床科室工作

在临床科室工作是最能体现 NLM 信息专员工作特征的服务模式，NLM 信息专员临床服务内容如表 1 所示。临床信息咨询服务（Clinic Information Counsing，简称 CICS）是其中的主要服务内容。临床信息咨询服务是信息专员直接加入临床医疗小组，旁听主治医师及实习医师的病例讨论，了解当前最需要哪些方面的信息，有针对性地为其提供最新的相关医学文献资料和经过仔细评价、适时的医学信息，并参与诊疗全过程的服务[23]。此外，信息专员也配合"信息处方"（该处方是医生为病人介绍权威、准确、以病人信息为主的医学信息网站[24]）开展病人信息咨询服务（Patient Information Counseling，简称 PICS），通过自身的中介作用使病人和医生更好地获得医学信息。这种方式不仅大大提高了治疗效果，同时也为病人教育提供了新的实践。

表1 NLM 信息专员临床服务内容

服务地点	服务方式名称	简称	服务对象	服务内容
临床科室	临床信息咨询服务	CICS	医护人员	信息专员进入临床医疗小组，旁听病例讨论，了解信息需求，提供相关资料和信息，参与诊疗全过程
	病人信息咨询服务	PICS	病患、医生	信息专员辅以网站等平台，发挥自身的中介作用，使病人和医生更好地获得医学信息。

NLM 信息专员的临床科室工作已经取得了良好的效果。在一份关于 NLM 信息专员的案例报道中[25]，NHL 的一位信息专员 Cooper 已经为内分泌 Inter-institute 项目组（包括 NIH 发育内分泌分会、小儿内分泌分会、妇科咨询服务会以及 NIDDK 临床内分泌分会）工作将近 2 年。NICHD 内分泌专家 Alejandro Ayala 深表感激之情，尤其对信息专员的文献检索服务及提供的在线生物医学信息赞不绝口。他说到"她的工作补充并且完善了我们的工作，当医生和科学家面对海量信息并且时间有限的时候，这些服务提供了有效的保障"。Cooper 还负责全国性信息专员服务，为印第安人卫生服务署（Indian Health Service，IHS）工作。她的 HIS 客户遍布 35 个州的 300 个服务点。为了弄清楚谁需要信息专员服务，并且哪些用户更有紧迫性，Cooper 利用 6 个月时间做了 3 项调查。她发现此类信息的最主要用户是美国印第安人和阿拉斯加当地的医院以及相关的健康机构。她还发现他们最需要的服务是临床协议信息及患者健康宣教材料。Cooper 通过 e-mail 及网站回答问题，并且在 The IHS Primary Care Provide 及 OB/GYN Newsletter 发表文章，为 IHS 临床工作人员提供需要的服务。她同时也会为客户提供面对面的服务。

（2）在国外或国际层面工作

具有国际影响力的组织，NLM 的信息专员工作也体现着全球化、国际化的特征。NLM 的信息专员会定期与其他专家一道参与国际性的临床大会及咨询会议。一些信息专员会负责编纂某些科目的动态报告：包括特定疾病患儿的社会影响、经济影响、文献综述、动物模型、组合评价以及会议报告等。信息专员同时也负责协助制定检索策略及提醒服务，此外还包括循证医学资料检索。在一份案例报道中，Sieving 是一名 NLM 的信息专员，作为美国代表团（包括某些 NEI 员工）的一员，她曾经远赴印度的三个城市探寻合作。她的专业工作主要用于方便交流、加强对信息资源的访问以及加强循证医学的使用。在 CC 气管切开术顾问服务中，Sieving 协助创立了气管切开患者护理循证医学指南。她与医生、语言治疗师、呼吸治疗师、义工及伤口护理护士共同参加病房巡诊。除此以外，她还会为用户提供包括文献检索、参考文献编辑、文献分析及同行评审等编辑工作方面的帮助。

（3）在生物信息学方面的工作

NLM 的信息专员曾经设计出基因芯片研究以探究潜在的相关基因。据此研究者可以最终得到数以万计的新基因线索。信息专员可以进一步使用图书馆自动化工具来查找到任何感兴趣基因的相关文献，并且评价这些证据的质量。为了更高效的工作，NLM 的信息专员都掌握 Linux、UNIX 及 PERL 的基本知识和 NCBI 数据库的常用工具。为了紧跟生物技术的最新发展方向，NLM 的信息专员还和 NIH 的 60 个专业团体（包括生物学、医学、基因及基因组学、蛋白质及蛋白组学）建立了合作机制。

（4）培训工作

信息专员的培训和用户的教育也是 NLM 的重点工作。NLM 针对不同的用户提供培训和继续教育，主要包括：①信息、通讯技术知识培训：主要面向信息专员，向其介绍图书馆网络的信息系统、生物医学信息技术的发展等，以及开发多个数据库的相互链接从而发现临床数据之间的相互关系，并进行计算机技能培训；②职业发展培训：对象为医学信息专业学生和医学信息专员，介绍图书馆管理方面的知识、参考咨询服务以及语言/知识处理系统、图像处理系统、生物医学信息技术开发等；③项目培训：即对馆员如何做一个具体项目的指导培训，和对项目涉及的人群的培训，如"信息处方"项目中对医生进行的 Medline Plus 培训[26]，教信息专员和项目执行者如何对服务项目进行绩效评估，并出版了一些关于外展服务评估的书，如"卫生信息外展服务项目计划与评估"等。同时，信息专员也对用户进行培训，教他们评价网上信息资源的方法。

4. 信息专员工作保障措施

信息专员的服务离不开图书馆领导的支持和医院的大力配合，只有加强医学图书馆和医院之间的协商与沟通才能使信息专员的服务顺利开展。NLM 通过信息专员提高医学生对生物医学信息学和图书馆科学的认知度，培养一支不断壮大并多样化的工作团队；继续支持正规的、多学科的生物医学信息教育，增加能够胜任分子生物学、临床研究、卫生保健、公共卫生和灾害处理等学科交叉领域信息研究的人员数量；支持一些信息专员培训项目，满足新兴专业信息服务的需求；整合生物医学、临床和公共卫生信息系统，从而促进科学发现和加速研究成果的转化；加快发展下一代电子健康档案，促进以病人为中心的治疗、临床研究和公共卫生；促进生物医学知识的高级电子表达与电子健康记录结合方面的开发与利用[27]等种种方式，目的是建立一个强大的、多样化的为生物医学信息研究、系统开发和医务工作者服务创新而奋斗的工作团队。

为了促进医学资源的共享和利用，NLM 创建了全美医学信息服务网络联盟（NN/LM），联盟自建立以来一直致力于医学的发展和公众健康事业，并取得了很大成就，它的作用是：①使美国所有的卫生专业人员有同等获取生物医学信息的机会。②使美国公众能更方便地获得健康信息，以便他们对自己的健康状况有更好的了解[28]。该系统已经成为信息专员开展服务的重要平台。

在人力资源管理和保障方面，NLM 对 NIH 资助研究项目的信息专员服务进行行政补充，这些行政补充为支持的研究及中心提供资金，通过信息专员（也被称为语境信息专家）的工作，进一步加强馆藏、组织、管理及电子研究数据。行政补充项目的目的是：①加强多学科基础及临床研究协作，通过整合信息学专家的工作到研究团队中，来改良生物医学数据的捕获、存储、组织、管理、整合、介绍和传播；②评价并记录信息专员的价值及影响[29]。

2.2.2 霍普金斯大学 Welch 医学图书馆

1. 机构介绍

Welch 医学图书馆是美国约翰·霍普金斯大学图书馆网中的重要成员

馆之一，其主要任务是为霍普金斯大学医学院及其附属机构的科学研究、教学和临床医疗提供信息支撑[30]。Welch 医学图书馆的发展战略是使所有的用户在任何时间和任何地点都能获取资源。因此，该馆的发展目标是到 2015 年所有的资源全部实现电子化[31]，并且，对于这些电子化的资源要开发简单易用的用户界面。另一个重要的目标是在健康领域建立集成的信息资源和服务，整合联系馆员的服务（Liaison Services）、分布式的和可定制的信息空间（information suites），支撑跨学科领域的需求。

2. 信息专员基本情况

Welch 医学图书馆专门设立了信息专员的岗位，信息专员的定位是将馆员嵌入用户工作流程，根据信息专员的不同背景（临床、公共卫生及科研）与用户进行匹配，提供"现场指导、咨询、检索"，快速高效地满足信息需求，向用户呈现新的维度，将信息专员作为信息资源融入临床、研究和教学队伍中[32]。

Welch 医学图书馆将"用户第一"（customer is always the first）作为图书馆服务的最高准则，以此为基准开展了"图书馆员-信息专员"（librarian-to-informationist）项目，是面向所有教师、学生和职员开展的服务，目的就是保证为用户提供高品质的信息。项目开展后，责任人建议研究者或者课题组在网络空间中增设"办公时间（office time）"，以便共同评估信息需求。信息专员会参加公开的活动如研讨会、部门会议等，并在会议中简述服务内容与服务方式；参加学术俱乐部、案例会议等，深入参与到课题组的系统评价（systematic review）工作；创建数字门户站点，开发 Web 2.0 工具等。嵌入式信息专员项目的成功被许多高校图书馆效仿，出现了嵌入式联络服务模型（embedded-liaison model）[33]。

3. 信息专员的工作方式和工作内容

Welch 医学图书馆信息专员的服务主要包括三大方面：信息需求评估，协助和参与各种服务，与教职工在临床、研究和教育的深度项目上进行协同和服务[34]。

(1) 信息需求评估服务

为医学院所有的院系以及医院配备相应的，具有不同科研背景的信息专员，这些信息专员有来自临床医学专业的，也有公共健康和基础医学专业的。这些信息专员一般会通过各种机会参加院系的各种公开活动，例如参加医院的查房，参加课题组的项目研讨等。通过参加这些活动，信息专员与院系建立一种联系，这种联系是以后为用户提供服务的基础。信息专员还会与院系的关键成员（包括院系的领导以及课题组长等）见面并要求在院系的例会上做简要的自我介绍、信息专员的专业背景和知识。同时，信息专员会与科研人员讨论他们的信息需求以及针对这些需求信息专员能够提供什么样的服务。

Welch医学图书馆要求信息专员需要有一定的馆内办公时间。同时，他们也要了解在院系是不是还有其他的场地可供信息专员进行常规性的现场服务。为了巩固与用户的关系，信息专员可能会请求参加用户的开放性活动，如在院系的某次会议上展示图书馆的服务。当彼此了解后，信息专员与用户一起来评价用户的信息需求、在用户研究过程中间举办办公室会议、加入用户的期刊俱乐部或者本地成员会议、参与用户的某些会议等。信息专员还会入驻院系设置的Welch Space，提供参考咨询服务。信息专员还深入到课题组参与系统评价（systematic review）工作，对循证医学中介入治疗的疗效做系统的调研和分析[35]。他们主要负责文献检索及相关的文献分析工作，如根据用户的需求选择数据库、指定检索策略、对文献进行初步筛选等。每个信息专员对指定的系或科室的研究组以及个人服务。这些服务对象涵盖了各个层面，包括教研系列（教授、研究生和博士后）和医疗系列（住院医生、住院实习医生以及护士）。主要集中在参考咨询服务为研究组提供专业的信息服务，以及数字资源集合的推送、复杂界面以及web 2.0的应用等。信息专员为研究组或者科室提供深层次的学科信息服务，他们基本没有公共服务这一层。信息专员为科研人员或研究生演示如何进行检索以及一些数据库、工具和软件的使用等。同时，信息专员深入到课题组或者科室，根据服务对象的要求提供相关的服务，目前，他们做的最为重要的是 systematic review，医学上称为系统评价的工作，是对循证医学中的介入治疗的疗效做系统的调研和分析。信息专员在其中承担的主要是文献检索以及相关的文献分析工作。

（2）协助及参与服务

信息专员作为一种特殊类型的馆员，在服务过程中更多的是解决图书馆在服务中的问题，通过参与教学工作和科研项目为科研用户提供服务。主要体现在以下几个方面：

对图书馆使用以及信息获取中出现的问题进行解决，或者把用户的问题反映到相关的业务对口部门进行解决；为图书馆的馆藏资源建设提供意见或者建议，这些建议有的是从用户收集到的，有的是在服务过程中通过分析用户的信息需求得到的；通过对信息管理软件和工具的介绍，帮助科研用户管理科研数据、文献和信息等。例如，Refwork，EndNote 和 Quosa 软件是 Welch 医学图书馆信息专员必须要掌握的内容，对这些软件的使用同时也是该馆为科研人员和研究生开设的常规培训；为院系的个人或者课题组提供相关的信息检索和信息获取方面的咨询，同时也帮助服务对象进行相关的内容查找，而不是单纯地进行文献查找。

根据科研用户的需求（这种需求有可能是显性的，也有可能是隐性的），与技术部门的馆员进行合作，定制学科信息门户，目前已经有 6 个学科信息门户为科研人员提供服务，分别是基础科学门户、霍普金斯群体中心门户、物理医学及恢复学门户、预防和流行病学及临床研究门户、Wilmer 护理门户、精神病学和行为科学门户。信息专员除到院系参与科研人员的一些活动外，还有到图书馆内的常规办公时间，在办公室内接收到馆用户的到访，为用户提供一些常规的咨询服务。课程和培训是 Welch 医学图书馆的信息专员的常规工作，每一位信息专员都必须有自己擅长培训的主题，这些课程通常是以培训的形式进行。课程通常分为两种，一种是没有学分的，每一个人都可以来听讲，但是要事先通过网络报名预约。Welch 医学图书馆开设一些主要由信息专员承担的没有学分的课程，如数据库检索基础、EndNote 基础及进阶、RefWorks：基础、进阶、常见问题及解决方法等。除了这些非学分课程外，Welch 医学图书馆还与院系合作，推出由 Welch 医学图书馆的教职人员（faculty）承担的学分课，例如，针对医学院三年级以上的研究生开设的"研究论文的写作"课程，就是指导学生如何把实验室的研究结果转换为可以发表到专业期刊上的研究论文；另外，还有针对临床护理研究人员开设的"生物医学写作"课程。

（3）深度协同工作

Welch 医学图书馆强调信息专员的服务一定是有针对性的，而且与院系的科研用户紧密结合的。所以，一般信息专员在介绍自己的工作时，很少会用到我为谁服务（serve），而是经常会用到我和谁一起工作（work with），充分表明了信息专员的工作是以一种合作和嵌入式的方式进行。通常，信息专员会深入到课题组的研究项目，为临床实践、研究及教育提供信息支持。例如：

Collexis 是知名的高级检索和知识挖掘工具，霍普金斯大学订购了该平台，通过这个系统可以查找到 JHU 的哪个教授在做什么研究，或者做某项研究的生物医学专家里面，JHU 的哪位专家发的文章最多，和他/她相似的专家都有哪些，他/她的校内或者校外的合作者有哪些等。Welch 医学图书馆的信息专员就代表 JHU-JHMI 的研究管理方对本校订购的 Collexis 平台进行项目管理，对涉及本校研究人员的人员信息、科研成果信息等进行管理。研究基金支持方面的合作，为课题组提供相应的基金支持方面的信息。参与医学院学生的课程修订和调整。

在 Welch 医学图书馆，与科研人员合作进行系统综述是嵌入式信息专员服务的一种重要形式，这种服务要求信息专员必须具备一定的医学知识背景和扎实的图情专业知识，同时还必须具备丰富的信息检索和信息获取经验。信息专员参与到系统综述工作中的具体体现包括：形成问题并制定检索策略，对检索到的文献进行题名/摘要或者全文的浏览和扫描，为课题组提供完整的，去重以后的文献库，与课题组合作发表相关的研究论文，与院系合作共同开设（系统综述）相关的课程。

2.2.3 亚利桑那健康科学图书馆

1. 机构介绍

亚利桑那健康科学图书馆（Arizona Health Sciences Library，以下简称AHSL）成立于1960年代，目前该图书馆已经是亚利桑那州最大的医学图书馆。图书馆提供关于生物医药的各类馆藏，也是教学环境中的指导者，图书馆员和研究人员、医疗人员一道获取关键的医疗信息，同时图书馆也为学习和协作活动提供舒适的空间。AHSL积极活跃地与健康专家、当地公共图书馆和社区建立关系，提供高质量的信息资源。同时AHSL也是国家医学图书馆网络的一员。

2. 信息专员基本情况

AHSL的服务对象为亚利桑那大学的医学院、药学院、护理学院和公共健康学院。和其他大学图书馆一样，AHSL的咨询量逐年减少，图书馆成了学生们的自习场所，并没有融合到各院系的课程中去。在此背景下，馆领导注意到在健康和医学图书馆里行之已久的"信息专员"模式，打算开展嵌入式馆员计划。从2007年4月开始，AHSL陆续向各学院派驻嵌入式馆员，到2008年秋季除医学院外的三个学院都有了驻院办公的馆员，她们被AHSL定位为"身边的联络馆员（Liaison Librarian in Context）"[36]。

3. 信息专员的工作方式和工作内容

公共健康学院的嵌入式馆员从2007年4月开始工作，大约将95%的工作时间分配在该学院，为教师委员会和一些项目团队提供文献检索服务。同时嵌入4门课程指导学生信息检索。2008年秋学期，还建立了7

个工作站。因为工作量太大，AHSL又派出一个馆员以一半工作时间在公共健康学院服务。药学院的嵌入式馆员计划从2007年12月开始。开始的工作地点是一间原来用作储藏室的房间，后来在教师们的帮助下，在教师楼层申请到了一间办公室教师们经常向她咨询和项目申请、出版或教学有关的信息。她每天至少花5小时在药学院，其余工作时间则在图书馆继续处理药学院教师和研究人员提出的问题。在2008年，这名馆员完成了35项教师和40多项学生的咨询课题，并为学生上了30次信息素养课。为了减轻她的工作负担，AHSL指定了一名馆员驻馆为她提供文献和项目资助查询方面的支持，还和她一起设计相关课程的信息素养教育内容。这些嵌入的馆员们都受邀参加各自学院的教师会议。在这些会议上，她们寻找新的合作机会，介绍图书馆资源的更新，提醒教师们已有的服务。她们还为各自服务的学院收集有针对性的信息资源。这些嵌入式馆员取得了极大的成功。在她们工作的第一年就有8个课题将她们包含在内。更多教师邀请他们给学生讲课，课时量比前一年增加了40%。她们的工资和办公经费原本由图书馆支付，但在工作一年之后，院长们都开始考虑为她们提供一部分经费。

护理学院（EL）还在学院计算机室提供有别于图书馆课程的培训-即时课程（drop-in sessions）[37]。在这三个学院中，EL均在学院办公，坚持定期参加教学会议，在图书馆专题环节介绍图书馆新闻和现有服务，寻找与教学合作的机会。教师视EL为合作伙伴，邀请他们参加实体和虚拟教学。EL还开发专门的课程支持网页，提供专业的信息资源聚合：热门链接（快速连接）、课堂作业支持、专业工具和专业资源等[38][39]。

4. 信息专员工作的保障措施

AHSL成立了由SET（Science-Engineering Team）组成的培训小组。培训小组通过定量分析咨询日志、咨询以前咨询台的工作人员来评估读者的需求和服务的发展趋势，以确定所需要的培训内容，以及如何检验和评估培训效果等。他们依据评估结果，确定了8个培训模块：普通科学咨询Ⅰ（包括查找期刊和索引使用）、普通科学咨询Ⅱ（包括查找图书、论文、电子书、馆际互借使用和咨询政策）、物理科学Ⅰ（天文学、行星学、大气科学和地球科学）、物理科学Ⅱ（物理、计算机科学、数学和光学）、生命科学、化学、特殊类型（专利和科技报告）、工程（标准）。每一个模块的培训内容包括索引、数据库和参考资源。每一个模块均要求有成果、活动计划、评估和互动活动（如角色扮演、分组解决问题、实际实习等）。培训目标是使所有参加整合后服务咨询台的工作人员可以回答普通的咨询问题，并在面对复杂咨询问题时能够利用在线"转接"系统，将相关问题转接到学科专员那里。除此之外，还增加了由 UST（Undergraduate Service Team）确定的培训模块，包括硬件故障、刻盘、扫描、软件培训（photoshop 及 dreamweaver）、普通咨询、图书馆布局、读者服务技巧等。除了培训外，还采用了工作人员每周 8~10 个小时观察资深图书馆员咨询（shadow）的程序，持续两个月时间[40]。

2.2.4 哥伦比亚大学医学图书馆

1. 机构介绍

哥伦比亚大学拥有医学院、护理学院、牙科与口腔外科学院、公共卫生学院等健全的医疗卫生教育体系，哥伦比亚大学医学图书馆为以上教育项目提供了有效支撑。由于哥伦比亚大学拥有悠久的历史、积累了大量的教学资源，并拥有数量庞大的用户，因此哥伦比亚医学图书馆的案例可以为我们的综合性大学医学图书馆开展的信息专员服务提供参考和借鉴。

2. 信息专员基本情况

哥伦比亚大学医学图书馆所开展的信息专员服务隶属于哥伦比亚大学医学图书馆信息服务部。在传统上，哥伦比亚大学医学图书馆信息服务部主要开展例如性信息咨询、读者教育、网页建设和文献代检及文献传递等服务。进入 21 世纪后，为适应哥伦比亚大学医学、护理、公共卫生等学科研究方式、研究内容的转变，哥伦比亚大学医学图书馆信息服务部开始在参考资源馆员的基础上建立信息专员队伍，并逐步形成了具有自身特色的一系列学科馆员业务模式和保障机制。从哥大信息专员服务的起源、发展的历程，团队的隶属关系，人员的属性等多个角度来看，哥大信息专员服务都和传统的参考咨询服务和学科馆员服务有着千丝万缕的联系，其信息专员服务是以上两者的延伸。

表2 哥伦比亚大学医学图书馆信息专员服务产生历程

哥伦比亚大学医学图书馆信息服务部				
服务项目发展阶段				
阶段	第一阶段	第二阶段	第三阶段
时间	2000年以前	2000年—2004年	2004年至今
名称	传统参考咨询服务	学科馆员服务	信息专员服务
服务地点	参考咨询台	参考咨询台 学院 网络虚拟空间	图书馆 学院 网络虚拟空间 临床 实验室 团队…
服务内容	馆藏内容咨询 文献代检 馆舍空间指引…	基于图书馆馆舍的传统咨询业务 用户培训 网页建设…	专题咨询 研究团队信息咨询 驻学院、实验室信息服务 …

3. 信息专员的工作方式和工作内容

作为具有悠久研究和实践历史传统的图书馆，哥伦比亚大学医学图书馆在开展信息专员工作方面有很多借鉴之处，也代表了综合性研究大学医学图书馆信息专员工作的一些特点。哥伦比亚大学医学图书馆的信息专员服务既包括传统的服务项目，也涵盖了新兴的服务领域。

（1）信息专员负责的传统服务领域

哥伦比亚大学图书馆的业务工作具有深厚的理论研究积淀作为工作指导，也具有历史悠久的实践工作经验积累。而对于哥大医学图书馆来说，信息专员服务作为一种新的服务项目，其意义并不是要完全取代原有的传统服务，而是对传统上参考咨询服务、学科馆员服务等内容的升级，从哥伦比亚大学医学图书馆信息专员服务产生历程来看，我们就能看到这一系列服务项目的演变和传承。

在传统服务领域，和其他图书馆所不同的是，在哥伦比亚医学图书馆，仍有冠以"信息专员"的岗位人员在图书馆物理空间咨询台开展服务。他们的服务工作主要包括提供馆藏文献资源的咨询，提供事实性数据咨询，例如纽约Harlem区黑人性病的发病率有多高、医生资格考试复习用书有哪些、首次报道某一外科手术是哪一年等？在回答这些事际性问题时，传统上数量庞大内容齐全的图书馆参考咨询工具资源仍然是信息专员的得力助手。

此外，信息专员也承担着传统的读者培训等角色。读者培训主要包括授课、培训和演示三种形式。培训的内容主要包括网络咨询及馆藏资源的介绍、数据库介绍、常用科研工具的介绍指导等。信息专员的相关培训内容是经过了长期的准备与设计，并且有很强的指向性。相关的课程分为几类，一类是向所有用户开放，一类是向专业学生开放，还有的培训类别只针对专业研究人员。这样就保证了信息专员的培训服务既有全面性，又有针对性。

（2）信息专员负责的新兴服务领域

在新兴的服务领域，哥大医学图书馆信息专员服务最大的特征是实现在物理上嵌入的同时实现在虚拟空间上对于用户控件的嵌入。可以说，通过网站和网页开展服务是哥伦比亚大学医学图书馆信息专员服务的一大特色。由信息专员负责的医学图书馆网页中包含了数十个专题指南，各个专题指南咨询馆员分工,从馆藏目录和因特网上搜集查找与某一专题相关的数据库、参考工具书和网站信息,对录用的信息进行描述。做成网页后经部主任审校修改后由专人发布上网[41]。图书馆网站上的Subject Guides就是由信息专员专门维护。该页面有两个检索入口:一个是数据库检索入口,可以按专业、资源类型、标题和关键词进行检索;另一个是论文检索入口,按专业进行检索[42]。此外,信息专业在图书馆网站上也有自己专门的页面。从图书馆主页上可以进入Subject Specialists的页面,页面上提供了不同学科馆员的姓名、办公室、电话、Email,并指出学科馆员的职责:建立有效的沟通渠道,发现师生的信息需求,指引师生利用图书馆的各种资源、跟踪问题,确保问题解决、指导师生满足自身的信息需求[43]。

4. 信息专员工作的保障措施

对信息专员的任职资格,哥大医学图书馆进行了严格的级别规定,例如信息专员至少需要具备图书馆学硕士学位,具有图书馆参考咨询的工作经验;更高的的级别需要研究成果和学术经验;在网上的晋升需要得到由图书馆专家和读者用户中的学科专家的推荐和认定。此外,作为信息专员,计算机和网络能力、数据库经验、医学信息背景、教学胜任力等也是不可或缺的素质。在哥大医学图书馆,信息专员的职称层级继承于原有的咨询馆员体系,主要分为四级,依照任职年限、科研成果、服务绩效、同行推荐、专家推荐和自我推荐、资助申请等因素进行考核晋级。信息专员的薪水也依照传统的参考馆员体系,大致由职称、工龄、专业技能和职务四方面的要素构成。

2.2.5 英国国家医学电子图书馆

1. 机构介绍

英国国家医学电子图书馆(NeLH)隶属于英国卫生部信息中心,倡导建设全国范围的医疗领域知识服务,其目标是研究服务对象知识获取的特点和内容，对知识资源进行有效管理，实现资源的数字化传递，向科研和医疗人员提供知识服务，以达到知识资源的最大化利用。英国医疗卫生图书全面地搜集和整理医疗卫生领域的各种信息资源，如医学研究报告、卫生保健数据、患者信息、临床知识总结等，同时通过元数据信息建立这些数字资源的管理，为各医疗卫生部门的员工和科研人员提供个性化的知识推送服务，以辅助医疗和科研工作。另外，英国国家医学电子图书馆还主导制定文献管理标准，联合各个医疗卫生机构及国家健康服务部门员工共信息管理系统，督促医疗资料和记录遵循共同标准，建立决策支持系统为医疗人员提供高质量决策支持。除此之外，图书馆信息服务团队还提供了个性化的数字资源门户，帮助用户收集和组织常用的电子资源，向用户推送个性化的知识资源和目录，提供定制化的内容，以及提供全面翔实的信息入口。由此可见，英国国家医疗卫生图书馆医学信息服务的特点是依托网络、资源和系统，是为国家层级大范围用户提供医学专业信息服务的典型案例。

2. 信息专员基本情况

NeLH 提供的信息专员服务完全不同于上述的其他案例，这是由 NeLH 的机构性质所决定的，这也反映出了信息专员的设置必须符合及隶属母体机构的定位，信息专员的特征必须反映其管理部门特征的规律。具体来说，NeLH 信息专员服务的特征主要表现在以下方面，这些特征也决定了信息专员的工作方式和工作内容：①在服务范围上面向国家层面：NeLH 本身的设置就是因英国卫生部为促进医学和健康信息在全国范围内的有效传播而产生的，NeLH 从本质上说是一个数字资源集成和知识库。因此，NeLH 的服务范围也是面向全国，包括遍布全英城市和乡村的社区、医疗机构和公共图书馆等，这些因素也决定了 NeLH 的信息专员不可能像上述其他案例一样，以传统的方式嵌入到每一个用户的现场，而是必须借助数字化、网络化的手段开展信息专员服务；②在服务手段上的虚拟性：由于无法在物理上将服务嵌入到每一个用户现场，因此 NeLH 的信息专员服务主要是通过虚拟的方式设计和开展。例如，NeLH 建立了一个进行知识交流与共享的虚拟实践社区（CoP），使专业医师通过建立起的知识网络相互联系，提供一种医学知识交换、个人或集体知识以及医学实践等的交流机制。另外信息专员还负责建立和运营虚拟分支图书馆，将医学知识按采用主题划分，进行跨专业学科知识的整合，形成癌症、糖尿病、紧急救护等主题的资源集合，目的是鼓励跨专业知识的共享，如癌症分支图书馆中集中了关于癌症的病理、外科治疗、药物治疗、动物实验等涉及不同医学专业的知识。

NeLH 信息专员的服务不同于单一的、实体的图书馆所开展的信息专员服务，其意义不仅仅局限于将服务和内容嵌入或推送到用户现场，而且在服务范围和服务手段上具有更大的价值，表现在以下几个方面：①更好地整合了 NeLH 和各类医学图书馆的资源；②促进了资源的无缝传递和服务；③和其他机构共担风险；④促进发挥 NeLH 的协同作用；⑤促进发挥 NeLH 的经济规模效应[44]。

3. 信息专员工作方式和工作内容

在以上特征的限定和作用下，NeLH 信息专员的主要工作有：

①作为资源的建设者：信息专员通过和各类医学图书馆合作与协调，主导了 NeLH 一系列的重要资源建设项目，如"直击头条项目"（对精选的医疗报道进行批判性综述）、"指南检索"（对于英国的标准指南的索引目录）；

②作为专题/学科信息专家：NeLH 专门设立了面向"健康管理""心血管疾病"的图书馆信息专家；

③面向合作伙伴的服务：NeLH 的一个关键合作伙伴就是各类医学图书馆、医学数据库及医学数据发布机构，NeLH 的信息专员与这些机构密切合作，其职责是完成对资源的整合和建立无缝连接；

④基于主要项目的合作：由于 NeLH 的许多项目都是和其他机构合作展开的，所以作为联络角色信息专员，自然在其中发挥着重要的作用。

这些项目包括 NeLH 信息网络建设、NeLH 主导的搜索引擎项目、根据用户需求设计内联网的工具条模块，以及对用户使用 NeLH 服务和产品的情况进行评估等。

4. 信息专员工作的保障措施

NeLH 信息专员工作的保障措施主要包括以下方面：①宣传和推广活动。由于 NeLH 和数量众多的医学图书馆进行合作，以此通过一系列宣传、推广乃至公关活动以强化各个机构之间的联系和共识就显得非常重要。例如信息专员会定期地发布一些动态出版物，使各个机构明确了解信息专员以及 NeLH 整体的工作；②建立合作伙伴网络。信息专员发展了已有的数字图书馆网络（DLnet），使其更适合医学领域的需要，成为一个将所有医学领域和健康卫生社群之内的图书馆、专家、重要机构的资源整合起来的网络；③培养面向医学健康领域的专业支持团队。信息专员将健康专家、培训机构和培训团队以及图书馆连接起来，通过组织一系列培训活动增强图书馆在医学健康领域的支持能力；④积极拓展和联络更多的合作伙伴关系。在 NeLH，信息专员的联络角色非常突出，为保障 NeLH 的长期发展以及服务发挥效用，NeLH 的信息专员积极识别、联系信息环境中潜在的合作伙伴。除了已有的来自医学图书馆的合作者，NeLH 信息专员正在联络的潜在合作伙伴包括英国的高等教育部门、行业协会、独立的志愿者组织、公益性组织以及英国的防务部门。

2.2.6 案例小结

通过上述案例介绍我们可以发现，尽管信息专员服务开展于不同地域、不同层级以及不同机构中，但是所有案例中的信息专员服务形态都表现出一些共同的特征：信息专员作为一种媒介，承担着图书馆与读者用户联系和沟通的角色。信息专员承担的角色和发挥的作用是有共性的，例如：

①信息专员通常要根据院系/现场/服务对象的需求以及相关的信息

分析结果，参与、支持或直接负责服务对象的信息资源和知识储备的建设；

②信息专员通常要和信息系统、信息技术部合作，乃至资助开发和采用相关技术，在门户建设、移动技术、桌面计算和个性化等方面提出想法和建议，或直接为用户开发、提供、部署乃至运营相关的系统与工具；

③信息专员通常是在培训活动、信息素质教育活动、图书馆宣传活动的核心角色；

④信息专员对于图书馆空间及阵地服务的延展和延伸仍有重要作用。信息专员将图书馆一些传统的信息服务进行继承和发扬，将原在馆舍中的服务带到用户现场。同时，大多数图书馆的信息专员在传统的图书馆空间中仍有固定的办公地点和办公时间；

⑤信息专员对于有效发挥和传递图书馆在虚拟空间的服务发挥了重要的作用。

此外，根据各个机构所处环境和实际情况的不同，信息专员通常会为用户提供以下帮助：制订计划、构建检索、管理引文等方面系统性的评估合作[45]；文献综述与提出研究问题着手指导开展专业研究；查找统计数据、数据集、灰色文献等；提供信息分析、个性化咨询、检索技能与引文管理方面的帮助；发现适合发表科研成果的最佳期刊，提供最佳关键词[46]；帮助寻找政府和私人资助的基金项目；信息获取与管理；提供针对教学、科研和临床需求的信息服务；信息需求评估，协助和参与各种服务，与教职工在临床、研究和教育的深度项目上进行协同和服务等。

以上这些服务活动尽管在名称及形态上多种多样、各具特色，但是从总体上我们可以把相关案例中的信息专员活动归纳为以下几大方面如表3所示：

表3　信息专员服务内容及方式

教育	培养用户的信息技能和专业技能；培养用户的信息素养
咨询	解答用户问题；为用户提供解决方案
宣传与推广	向用户传播信息专员/图书馆的形象、服务、产品、消息及动态
联络与交流	收集、识别、分析用户需求；建立、疏通和维护沟通渠道；建立和强化与用户、合作伙伴的关系
研究或开发	深入用户团队参与研究工作；资助开发信息增值产品和服务

从国外的案例可以看出，欧美等国信息专员制度发展较为成熟。总的来说，信息专员的概念仍处于早期接受阶段，虽然越来越多的医学图书馆加入探索服务的行列中，但是在理论研究上缺少必要的整理与归纳。因此，对于信息专员的工作内容、服务特点和行为方式进行理论研究是非常必要的。

目前，国外嵌入式服务模式从组织形式上可简单概括为三种[47]：①物理嵌入，指馆员办公室移到了用户所在地。这种嵌入途径下馆员的工作分为全职与兼职两种。前者主要在高校图书馆领域盛行，其他领域更多采用兼职模式。②组织嵌入，指馆员成为用户组成员，共同参与项目。③虚拟嵌入，指通过网络虚拟环境进行服务交付。

医学信息专员对于现场临床的嵌入可以体现在以下三个方面：①为临床医师和其他医疗卫生保健人员快速提供信息；②影响临床医师的信息检索行为并提高其获取图书馆馆藏资源和服务的能力。③确立临床医学馆员在医疗卫生保健队伍中的地位。

当然，各个图书馆或信息服务机构由于所处环境、服务对象、服务范围、机构属性以及资源配置的不同，其信息专员服务在表现出共性的同时，也表现出了不同的个性。表4中对本书中介绍的几个典型案例进行了对比：

表 4 不同案例信息专员服务比较

机构	隶属母体机构	机构性质	服务范围和服务对象	服务特征
美国医学图书馆	美国国家卫生研究院	研究型图书馆	美国国家卫生研究院用户；全球用户	深入临床；国际化；学术性和研究性
霍普金斯大学Welch医学图书馆	约翰霍普金斯大学	综合性大学图书馆	霍普金斯大学用户；全球用户	嵌入用户工作流程
亚利桑那健康科学图书馆	亚利桑那大学	综合性大学图书馆	亚利桑那大学用户；亚利桑那州公共图书馆、社区；全球用户	深度嵌入学院机构
哥伦比亚大学医学图书馆	哥伦比亚大学	综合性大学图书馆	哥伦比亚大学用户；全球用户	兼顾传统咨询服务和新型服务模式
英国国家医学电子图书馆	英国卫生部信息中心	国家级数字图书馆	英国政府及公共服务机构	数字化、网络化、虚拟化

可以看到，在现阶段，不同图书馆或信息服务机构开展信息专员服务也反映了不同机构的特征和属性，例如，美国医学图书馆的信息专员服务因其主体机构美国国家卫生研究院的全球影响力和科研水准，在其服务中就体现出国家化、学术性、和科研紧密结合的特点；霍普金斯大学和亚利桑那大学的信息专员服务虽然都隶属于综合性大学图书馆，但是却表现出不同的嵌入模式，霍普金斯大学的信息专员侧重于在"流程"和"场景"上的嵌入；亚利桑那健康科学图书馆的信息专员则侧重在"组织"和"机构"上的嵌入，二者都有相应的机制做保障；哥伦比亚大学作为图书馆研究和实践的重镇，其信息专员服务深刻地体现和发扬着图书馆信息服务的传统特征，在从参考咨询馆员到学科馆员再到信息专员的发展过程中表现出极强的继承性和阶段性；英国国家医学电子图书馆作为政府性的、国家层级的数字图书馆，其信息专员服务体现出浓厚的数字化、虚拟化特征，一方面强调在虚拟空间上的嵌入；另一方面又强化了"联络、协调"的角色，以更好面向全国范围内数目众多的医学图书馆等公共机构服务。

2.3 国内医学信息专员实践和研究进展

北大医院从 2000 年开始推行了临床馆员制度，标志着医学信息专员雏形的诞生。在这之后全国各地的图书馆陆续推出了类似的举措，提高了读者的信息素养，加强了图书馆和医务工作者的联系，也提升图书馆信息服务的质量，也让医学学科馆员的形象深入人心，被寄予了厚望。另一方面，面向医学专业和医疗现场的图书馆学科馆员服务也暴露出明显的不足，例如临床馆员很难融入项目团队，无法起到信息决策、信息支持的作用[48][49]；医学学科服务内容仍局限在针对不同专业群体提供文献检索的素质教育、针对某个研究者的单一信息需求进行信息咨询服务以及邀请学科联系人对图书馆采购的数据资源进行评价等[50]。

2.1.1 现状分析

我国医学信息服务受社会意识水平、资金缺乏、工作人员专业素质不高等诸多因素的影响，目前还处于分散、孤立的发展态势，没有科学、规范的信息服务体系，无法满足医学发展的信息需求[51]。

国内大多数高校医学图书馆都正在或已经建立了学科馆员制度，可以视为医学信息服务专业人员的基础和雏形，其职责是负责学科资源的推广、辅助用户充分利用图书馆等，但是这些工作还处在探索的初期，并没有形成系统化的体系。国内的医学信息服务专业人员普遍缺乏国外对应职业的形成基础，即专业认证和准入机制。大部分高校在医科学科服务方面，都仅仅依据医学大分科或以图书馆服务内容划分提供服务，如用户培训、代查代检、科技查新等，或者从用户对象中将入学新生与其他用户区别开来，而未能做到针对用户层次展开分层次的学科服务。与非医科学科馆员建设相比，医学学科馆员也尚感不足[52]。

与国外相比，国内图书馆医学信息专业服务的范围和内容还比较单一，仍旧是从图书馆的立场和传统服务设置的角度出发，而欠缺从医学研究现场和医疗临床的角度来设计和提供服务。国外图书馆的医学信息专业服务人员依托扎实的专业背景已开展形式多样的学科服务，并可有针对性地分层次服务用户，如针对在读学生，提供资源推介、毕业论文指导服务；科研人员可寻求科研信息专家帮助；临床医学馆员可参与医生临床实践协助获取所需信息。相比之下，国内图书馆的医学信息服务仍主要停留在文献获取和传递等，距离塑造丰富的医学信息服务形态和信息环境还有一定的距离。

按照服务的层次，图书馆提供的医学信息服务可以分为三个层次：①文献专家，其职责主要包括根据用户和信息现场的具体需求提供文献，分析解读文献，跟踪科研动态，了解最新文献情况，撰写专业发展综述等；②学科联络人，其职责包括和院系科室进行联络，其和用户的关系较第一种有所进步，为用户提供超越文献的知识层次服务；③信息服务专员，其定位是融入一线的科研或医疗团队之中，和其他团队成员和专家一道为研究课题和医疗病例提供解决方案。从以上服务层次可以看出，我国国内的医学专业信息服务组织和人员还处在第一层次的初级阶段，即从图书馆的角度在文献层面提供服务，向真正的医学信息专员迈进的道路上还任重道远。

当然，国内的医学图书馆在探索医学信息专员的道路上也涌现出了一些典型的案例。例如解放军医学图书馆在对内外环境进行调研分析的基础上，对学科服务进行了整体规划设计，制定了学科服务实施方案，包括学科服务目标、主要任务、组织安排及具体工作计划。该馆学科化服务目标为以用户为中心，以学科馆员为纽带，以个性化、学科化、知识化服务为手段，面向研究所、研究室、课题组和科技人员，建立面向一线、融入一线的学科化服务机制，提升图书馆信息服务能力和用户信息获取与利用能力，为医学科技创新提供有力的信息保障。主要任务包括用户联络、需求反馈、用户培训、参考咨询、专题信息服务、科技查新等。学科化服务工作的组织安排包括成立学科化服务领导小组、组建学科化服务部、学科馆员上岗强化培训、学科馆员的工作机制、学科馆员评价考核机制、学科馆员的继续教育、学科化服务经费保障等[53]。

中国医学科学院图书馆的医学专业信息服务在网络化数字化背景下，以馆藏信息资源、书抓信息资源为对象，根据用户需求以知识和信息开发为手段，开展信息调研、搜集、分析、加工、转换、重组与创新为内容的多层次服务，在此基础上开展情报分析服务，为医学科研活动提供了重要的情报保障[54]。在医学信息服务的专业队伍保障方面，医科院图书馆强调配备既具有医学专业背景知识又具有信息管理理论知识的复合型人才，使其既数字馆藏、精通检索技能又能对信息资源具有较强的开发能力，能够对用户提供分析分析和资讯，以致直接参与科研课题，承当相关的信息分析、信息组织、信息利用等工作。

我国医学图书馆的发展水平很不均衡，除省级医院、教学医院以及大型地市级综合医院外，大多数医学图书馆面临生存与发展的困境[55]，医学学科服务相比之下发展的也相对较晚。与国外信息专员服务发展的广度和深度相比，我国医学图书馆还没有这个职位的设置。大多数医学图书馆已经或者正在实施医学学科服务，设立医学专业背景的学科馆员，负责学科资源的推广，辅助用户充分利用图书馆等，目前还在探索初期，没有形成系统化体制[56]。在资格认证方面，只有少数医学图书馆对学科馆员实行了资格认证[57]。在医学学科服务方面，大部分高校都仅仅依据医学大分科或以图书馆服务内容划分提供服务，如用户培训、代查代检、科技查新等，或者从用户对象中将入学新生与其他用户区别开来，而未能做到针对用户层次而细分的医学信息服务。虽然我国医学图书馆起步晚、基础差，但是近几年很多大中型医学图书馆相继开展学科馆员工作，并取得了一定的成绩[58]。

北大医院图书馆于2000年开始以临床馆员的身份深入临床一线，参与临床查房、病例讨论及会议，通过查找医学光盘数据库、Cochrane资料库和互联网上的信息，及时为临床医师提供全面而准确的医学文献资源[59]。这就是信息专员的雏形。2003年，北大医院图书馆又继续开展双向临床学科馆员服务，由70名医护人员担任临床学科馆员，嵌入到医院工作环境中，参与课题研究、循证医学服务与科研医疗管理者的信息支撑[60]。2004年在杜海洲《美国信息学家职业及其对我国医学信息服务的启示》一文中出现了"信息学家"这一称谓，并对其定义为"一种新的临床卫生职业，受教育者个人通过高等教育或实践获得能够与医学和卫生专业人员合作或平等工作的机会，以满足医护人员和医学科研人员在工作中提出的信息需求"[61]。2008年贵州省人民医院图书馆工作人员开展临床信息咨询服务实践，在实践中，由计算机、医学英语、临床医学、图书情报学和医学统计学的专业人员组成一个小组，加入临床工作当中，为临床医师提供信息参考[62]。2009年中国医学科学院图书馆选择一些重点学科作为医学信息服务试点，集中现有文献服务与参考咨询人员力量开展深层次文献信息咨询服务。随后，北京大学医学部图书馆嵌入到学院，针对"临床病例"进行信息引导，激发了学生对获取文献信息和查找有力证据的积极性[63]。解放军医学图书馆、首都医科大学图书馆等[64]也都相继开展了以医学科研和教学为主的深层次的信息服务。

我国的医学学科服务虽然在实践上开展的不够深入、不够主动，但理论上已经有很多文章在探讨信息专员这个角色未来发展的方向，并且极大地肯定了信息专员对于临床工作的重大意义和作用。在大数据的时代，医学图书馆要积极适应形势，创新信息服务工作，满足医院临床、科研、教学和管理多元化信息需求，信息专员定位准确合理，对开展学科服务起着至关重要的作用[65]。信息专员依据医学学科背景知识以及服务对象的层次灵活变动，结合自己的实际水平采取适当的形式来满足医疗工作者的各种信息需求是当前发展的主要方向。

2.1.2 存在问题

医学信息的价值决定其社会效益，产生社会效益的关键取决于医学信息人员的服务模式。传统的医学信息服务对象主要是医学临床、科研、教学和管理人员，其服务模式主要是简单的资料检索、获取和传递等，医学图书馆没能很好地发挥医学信息服务职能作用，也没有充分地体现医学信息的价值。现代医学信息服务的任务是以用户需求为核心，并且能够快速、高效、准确地为广大用户提供信息，为此更新服务模式势在必行。

在这种情况下，医学信息专员可以作为未来医学图书馆更好提供服务和发挥价值的转型方向。在国外，医学信息专员的发展已经经历十几年的历史，也积累了大量实践经验和研究成果。相比之下，我国的相关应用实践还处在探索、借鉴和起步阶段。尽管近些年来已经出现了不少对于图书馆医学信息专业服务的论文和研究，但是落实到实践层面，还面临着不少的困境和瓶颈，需要来自医学院系、医院和图情专业等不同方向的研究者和实践者共同努力克服。这些困境和瓶颈包括：

1. 医务工作者的信息意识水平

医学信息服务人员的认识受到社会传统观念的制约，将信息服务和传统的图书借阅及简单的网络信息管理等同起来，不关注循证医学对于信息服务的要求。同时，由于部分医务工作者对信息服务的意识还不到位，还没有接受医学信息服务人员帮助的意识。

2. 资源匮乏与资金欠缺

医学信息服务工作已经突破了传统的文献范畴，医务人员的网络技术和信息素养也在不断提升，他们在医学实践中引入新技术和新知识，在这一过程中他们不仅需要简单的初级的服务，更需要解决方案层面的服务。但是当前我国的医学信息服务面临资金匮乏的问题，这导致了信息服务无法有效地开展工作，无法有效地对工作开展评估。

3. 医学信息服务人员的专业素质

伴随着循证医学的发展，医学信息服务人员必须有相对应的信息意识，能够从广博的信息资源中发掘有价值的知识，此外还能寻求有效的评估方法，分析信息和证据的价值。但是受到历史因素的影响，我国的医学信息服务人员身处边缘地带，很大一部分人员待遇和地位较低，同时缺乏相关的专业培训，使其整体素养尚且无法满足工作要求。

4. 用户体验和用户行为变化

图书馆以往过多去捕捉和追赶技术的趋势，却忽视了对于用户和人的因素的关注。随着网络信息资源的拓展，很多用户依赖于网络而不再依赖与图书馆。图书馆如果仍把服务局限在自己的馆舍之内，那么其发展空间将越来越小。而用户其实对图书馆个性服务有着很大的需求。图书馆只用结合用户才能发挥出服务的生命力。在循证医学影响下的医学研究和医疗现场，用户的信息需求和信息行为越来越多地从查询和利用文献转变为搜寻和利用引证数据，图书馆的医学信息服务必须关注用户形态这一变化趋势。

5. 医学信息服务专业人员角色定位

国外的医学信息服务专业人员和医学学科馆员一般都有明确的职位描述、级别划分、工作说明等，处在同一系统的保障体系当中，而我国的相关信息服务机构组织和人员还处在起步阶段，缺少必要的制度规范和保障。新的医学信息服务专员应该起到信息资源和用户之间桥梁的作用。

6. 在医学信息服务中对新技术的跟踪和应用

以 MOOC 为例，国内医学图书馆还没有专业主题的 MOOC 平台，而医学图书馆本有资源和优势来整合组织相关的信息，打造生物医学和临床医疗领域的专业 MOOC 网站。而在海外，截至 2014 年，Coursera 上发布的医学类课程就有 80 个，生命科学类金 100 个，edX 医学类课程有 20 个，生命科学类有 32 个，相比之下，国内的 MOOC 医学课程则极少[66]。这也反映了国内医学图书馆服务领域的缺失。MOOC 的内容和形式在国内医学信息服务领域还具有很大的潜力，例如利用 MOOC 开展信息素质教育、将医学信息检索、医学信息组织分析与 MOOC 相结合等。MOOC

技术仅仅是一个代表，在移动设备、移动互联网、大数据浪潮席卷各行各业的情况下，医学图书馆信息服务有必要对相关技术保持必要的关注和跟进。

7. 医学信息服务人员绩效的考核体系

对医学信息服务人员的考核评价需要图书馆和用户的共同参与。考核评价的内容包括：服务质量、信息提供方式、成本效益、用户反馈，以及对于临床医师、医学生乃至病人病情的积极影响等。可见这是一套复杂的评价系统。国外的对于医学信息服务的考核评价往往具有完整的复杂评价体系的支撑，并逐步开始引入循证评价手段。而国内这方面的工作尚在起步阶段。特别是在衡量医学信息服务与临床治疗效果之间的联系方面是需要加强的研究方向。

我国的医学图书馆员素质普遍偏低，特别是专业素质，很多的医学图书馆员学历背景都不是很高，有的甚至不具备相关专业知识，参加工作后相关的培训工作做得也不是很到位，人力资源的缺乏是我国医学图书馆发展滞后的一个关键因素。为了做好医学信息专员这个角色，服务人员需要承担起补充用户背景知识的责任，例如信息专员为医疗行为建议、公共健康、护理等活动带来经验，信息专员的培训可以集中在填补搜索信息方法上的空缺，而不是一味地增加信息专员的专业知识。信息专员为临床护理和医学研究提供研究报告和知识管理服务，虽然迄今为止没有培养信息专员技能和知识的正规教育途径。但是，信息专员是具有专业知识和技能的医学学科馆员，同时需要做大量专业研究工作，受到的正规临床或者公共卫生教育需要体现在日常工作中。信息专员使用的培训材料范围狭窄且专业性强，用于满足专业化的客户群体，培训教学可能来自客户的实验室或专业搜索领域。

综上，对我国来说，尽快健全和完善医学信息专员制度可以说刻不容缓。同时这一进程既充满挑战也具备机遇。在政策方面，医疗体制的改革势必会对医学信息服务的应用和发展带来积极影响。在科研环境方面，在新的循证医学环境下，根据临床医生需求，提供个性化的、适时的、系统的、高智能的、解决问题的知识服务是医学图书馆服务模式的转变方向[67]。循证医学要求馆员不再是简单地把检索结果提供给临床医生，而是运用临床流行病学知识和严格的设计和评价方法，对所查阅的临床科研证据做出严格的评价，确定各项研究成果的真实性、可靠性和实用性[68]。进行统计评价，将评价结果提供给临床医生，以供参考[69]。在技术方面，各种新技术的兴起，给图书馆带来了业务拓展的良好机遇，医学图书馆应充分发挥自己的优势，顺应技术发展的潮流，抓住新技术带来的机遇，通过对新技术的应用，并不断提高自己在信息服务中的地位。

3 用户信息需求问卷调查及结果分析

医学图书馆信息专员的服务对象主要是临床工作的医生和医学研究生，临床医生在工作中会随时遇到问题，例如如何用药副作用最小、药量用多少、用哪种办法治疗效果最好，这是需要信息专员通过专业的搜索及整合，为用户在最短的时间提供准确及时的信息，这样不仅可以标准化治疗模式，还能规范医疗行为，提高医务工作者工作效率和工作质量。

本文在北京、上海、陕西及河北四个省市的10所医学院校及其附属医院进行随机抽样，具体信息如表5所示。通过问卷调查和深度访谈相结合的方法调研医务工作者的基本情况、信息服务需求、信息查询行为习惯、信息素养及对医学图书馆开展信息服务情况和用户满意度，结合国外的信息专员服务实践，提出针对临床诊疗的临床诊断、治疗、康复、护理、预后判断、实践指南这几个阶段和医学科研过程，以用户需求为中心、循证医学为基础的信息专员服务模式。

表5 抽样调查医院基本信息

全称	简称	所在省市
中国人民解放军总医院	301医院	北京市
中国人民解放军第五医学中心	第五医学中心	北京市
空军军医大学第一附属医院	西京医院	陕西省西安市

续表

全称	简称	所在省市
空军军医大学第三附属医院	口腔医院	陕西省西安市
海军军医大学附属长海医院	长海医院	上海市
清华大学第二附属医院	玉泉医院	北京市
中国人民解放军第三医学中心	第三医学中心	北京市
北京大学第三医院	北医三院	北京市
北京协和医院	协和医院	北京市
华北理工大学附属医院	煤炭医院	河北省唐山市

3.1 预调查情况

为了保证问卷具有较高的可靠性和有效性，在形成正式问卷之前，笔者查阅了相关文献资料，确定问卷的主要内容及具体问题，找专家访谈进行内容的修订，然后小范围进行预调查，并对预调查结果进行信度和效度分析，根据分析结果对问卷中的问题进行修改，调整问卷结构，提高问卷的信度和效度，然后再进行大范围发放。预调查阶段共发放100份问卷，回收87份有效问卷，有效回收率为87%。

被调查者基本信息如表6：

表6 调查者基本信息表

调查信息	项目	频数	频率
性别	男	51	58.62%
	女	36	41.38%
年龄	20岁以下	7	8.05%
	21~30岁	48	55.17%
	31~40岁	22	25.29%
	41~50岁	8	9.20%
	50岁以上	2	2.30%

续表

调查信息	项目	频数	频率
身份	在校医学生	35	77.40%
	医生	52	59.77%
	护士	2	2.30%
文化程度	本科以下	4	4.60%
	大学本科	18	20.69%
	硕士	37	42.53%
	博士	28	32.18%
医院级别	三级甲等	57	65.52%
	三级乙等	8	9.20%
	三级丙等	6	6.90%
	二级甲等	12	13.79%
	二级乙等	0	0.00%
	二级丙等	0	0.00%
	其他	4	4.60%

问卷整体数据的 Cronbach's，说明有些选项还需要进一步修改。

表7 预调查问卷信度

Cronbach's Alpha	N of Items
0.723	43

利用 SAS 软件对统计数据进行分析，结果显示医学生和医生普遍受过信息素养培训，学历和职称越高的人越会主动寻求信息服务，由于预调查样本量的限制，其他因素之间 Logistic 线性回归分析没有相关性，无统计学意义，现以用户学历为定量，其他为变量进行分析，结果如表8所示。

表 8　用户学历与是否寻求过信息服务的统计学分析

统计量	自由度	值	概率
卡方	3	13.903 6	0.003 0
似然比卡方	3	15.548 1	0.001 4
Mantel-Haenszel 卡方	1	0.274 5	0.600 3
Phi 系数		0.374 8	
列联系数		0.350 9	
Cramer V 统计量		0.3748	

Fisher 精确检验	
表概率（P）	2.204E-05
Pr<=P	0.002 2

注：$P<0.05$ 代表具有统计学意义

表 9 表示了不同学历是否需要信息服务所占百分比，结果显示学历为本科以下的不需要信息服务。

表 9　不同学历是否需要信息服务所占百分比

Q4（学历） 频数 行百分比	Q20（是否需要信息服务）					
	需要	比较需要	一般	比较不需要	不需要	合计
本科以下	0 0.00	0 0.00	0 0.00	0 0.00	3 100.00	3
本科	6 33.33	6 33.33	3 16.67	3 16.67	0 0.00	18
硕士	12 30.77	21 53.85	3 7.69	0 0.00	3 7.69	39
博士	6 22.22	15 55.56	6 22.22	0 0.00	0 0.00	27
合计	24	42	12	3	6	87

被调查者中包括了医生、医学生和护士，统计、分析数据之后发现护士对科研信息的需求要求不高，所以在正式问卷的调查对象中将护士的选项剔除，学历为本科以下的选项剔除。

3.2 调研概况

正式问卷调查阶段对 10 所医院 1000 位医生和医学生进行了调研，采取分组随机抽样，每所医院分发 100 份问卷，对医院中的临床医生（包括实习医生和外单位进修医生）进行随机抽取，共发放 1000 份问卷，回收 906 份有效问卷，有效回收率为 90.6%。大多数问卷采取一对一的方式进行填写，填写者有任何疑问可以随时解答，所以回收率相对较高，数据相对可靠。回收问卷中，各个医院所占比例如图 4 所示。每个医院的问卷回收率相差无几，数据基本能反映每个医院的需求。

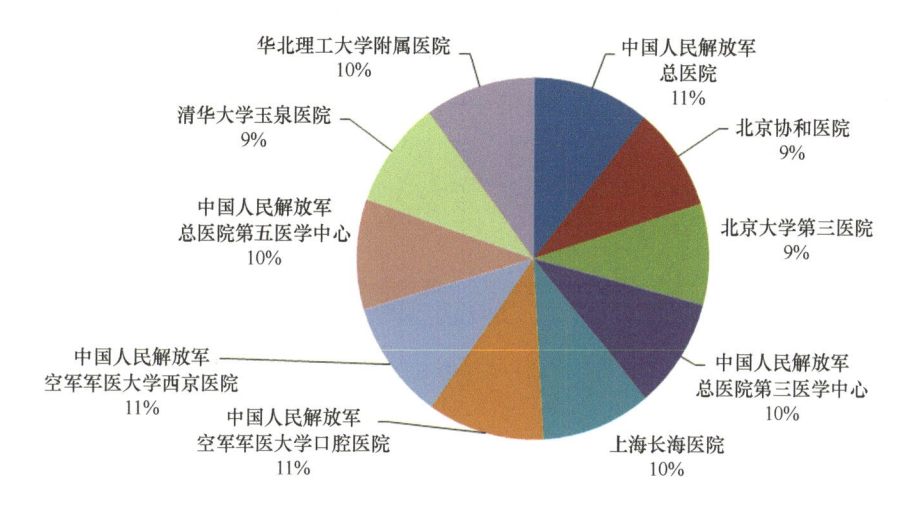

图 4 用户所在医院分布

把调研用户所在医院进行等级分类，三级甲等医院 728 所，占 80.35%；三级乙等医院 59 所，占 6.51%；三级丙等医院 13 所，占 1.43%；二级甲等医院 66 所，占 7.28%；二级乙等医院 2 所，占 0.22%；其他等级医院 38 所，占 4.19%。医院等级分布如图 5 所示，三级医院所占有的比例是最大的，为88.29%。根据中华人民共和国国家卫生健康委员会（原卫生部）颁布的《三级综合医院评审标准（2011年版）》，三级医院是跨地区、省、市以及向全国范围提供医疗卫生服务的医院，是具有全面医疗、教学、科研能力的医疗预防技术中心[70]。其主要功能是提供专科（包括特殊专科）的医疗服务，解决危重疑难病症，接受二级转诊，对下级医院进行业务技术指导和培训人才；完成培养各种高级医疗专业人才的教学和承担省以上科研项目的任务；参与和指导一、二级预防工作[71]。可见三级医院是综合能力最强的，所拥有的医务工作者综合能力包括个人信息素养也是最强的，用户所需求的信息不是普通信息服务所能提供的，是需要信息专员为其提供量身定做的专业信息。

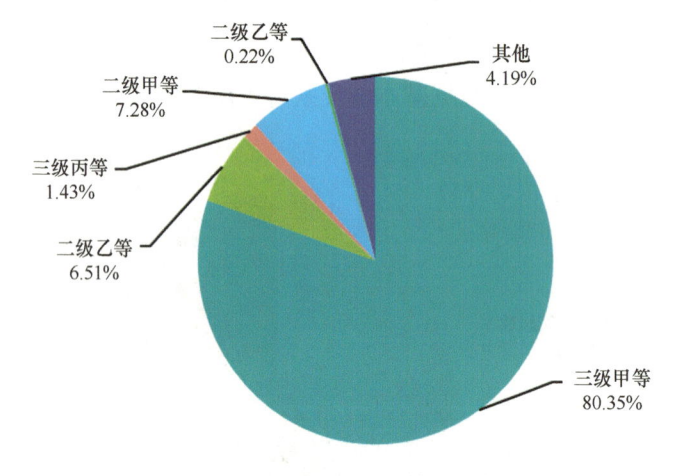

图5　用户所在医院等级分布

此外，对7名临床专家进行了深度访谈，其中西京医院3位，解放军总医院、北京大学第三医院、北京协和医院、空军特色医学中心各1位。

调研方式包括问卷调研和深度访谈两种方式。问卷主要从被调查者的基本情况、对现有信息服务的满意度、查询信息习惯、个人信息素养、信息利用方式、信息服务需求等六个方面进行了题目设计，共21个题目。其中16道单项选择，5道不定项选择，调查问卷见附录1。深度访谈作为问卷调查的重要补充主要用于了解临床医生对信息服务整个过程的认知和理解、对临床治疗各个阶段的信息服务需求以及对医学图书馆目前所提供信息服务的需求和期望。

问卷回收后,将数据输入在线问卷管理工具"问卷网"中进行统计和分析,利用excel软件和spss19.0软件进行分类汇总,对深度访谈的结果进行人工分类汇总,提取出对信息专员实施信息服务各个阶段的具体需求。

3.3 调研结果描述性统计

问卷调研结果主要从被调查者基本情况、用户查询信息习惯、用户对信息服务的需求情况、医学图书馆开展信息服务情况、用户对现有信息服务满意度这五个方面进行分析。

3.3.1 被调查者基本情况

被调查者基本信息如表10所示,结果显示医务工作者中男性青年住院医师居多,且学历多为研究生。

表10 被调查者基本信息

	类别	所占百分比
性别	男	50.88%
	女	49.12%
职业	医生	72.30%
	医学生	27.70%
年龄	21~30岁	57.06%
	31~40岁	33.55%
	41~50岁	9.16%
	50岁以上	0.22%
文化程度	大学本科	27.26%
	硕士	57.84%
	博士	14.90%

续表

类别		所占百分比
职称	住院医师	38.74%
	主治医师（讲师）	27.26%
	副主任医师（副教授）	4.86%
	主任医师（教授）	1.43%
	其他（学生）	27.70%

3.3.2 用户查询信息习惯

这部分调查在于了解用户平时检索信息的习惯，主要调研了用户检索信息的地点、频率、常用数据库、检索字段、高级检索功能使用频率和获取信息途径。

用户检索信息的主要场所：在图书馆查询信息者占 30.79%，在工作单位查询信息者占 28.37%，在家里查询信息者占 26.60%，通过移动端查询信息者占 13.58%，其他情况占 0.66%，在其他选项中填写的内容有学校、实验室、宿舍等。如图 6 所示，在图书馆、单位和家里进行检索的人所占比例几乎持平，移动端如手机、平板电脑等由于其方便易携带的特点使得用户也会使用它检索信息。

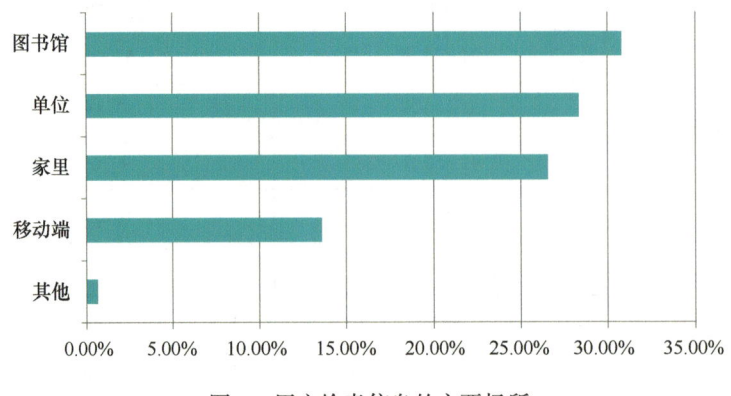

图 6 用户检索信息的主要场所

用户去图书馆或者登录图书馆网页的频率：每天都去的占 5.30%，每周都去的占 34.44%，每月去的占 15.67%，偶尔才去的占 44.59%。如图 7 所示，大部分用户只是有需要时才会去图书馆或者登录图书馆的网页，这可能是图书馆对用户吸引力不够，也可能是用户对图书馆关注度不够。

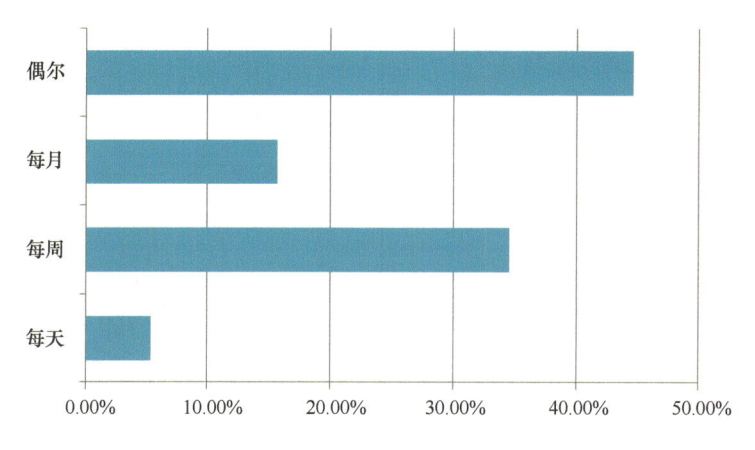

图 7 用户去图书馆或者登录图书馆网页的频率

用户检索医学信息频率：每天都会检索信息者占 10.82%，每周检索信息者占 40.18%，每月检索信息者占 16.34%，偶尔检索信息者占 32.67%。如图 8 所示，每周检索信息的用户所占比例最多，可见医学信息更新速度很快，医务工作者需要随时补充以提高临床疗效。偶尔检索信息的用户所占比例排名第二，这可能与用户工作太忙，没时间查找信息有关。

用户经常使用的数据库：经常使用 CNKI 的占 63.13%，经常使用 CBMdisc 的占 12.14%，经常使用万方、维普的占 54.08%，经常使用网络搜索，如百度、google 等的占 59.38%，经常使用 PubMed 的占 54.08%，经常使用 Medline 的占 29.36%，经常使用 EMBASE 的占 7.28%，经常使用 Free Medical Journal 的占 3.31%，经常使用 Highwire Press 的占 3.53%，经常使用 Cochrane Library 的占 2.65%，使用其他数据库的占 1.32%，在

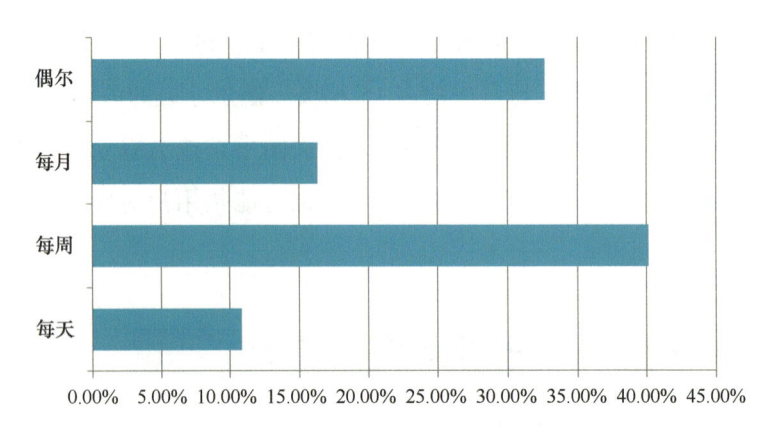

图8 用户检索医学信息频率

其他选项中填写的数据库有本院提供数据库、KAGER、清华同方、ovid、science direct 等。如图9所示，用户最常使用的中文数据库为中国知网、网络搜索、万方数据库和维普数据库，外文数据库为 PubMed 和 Medline。

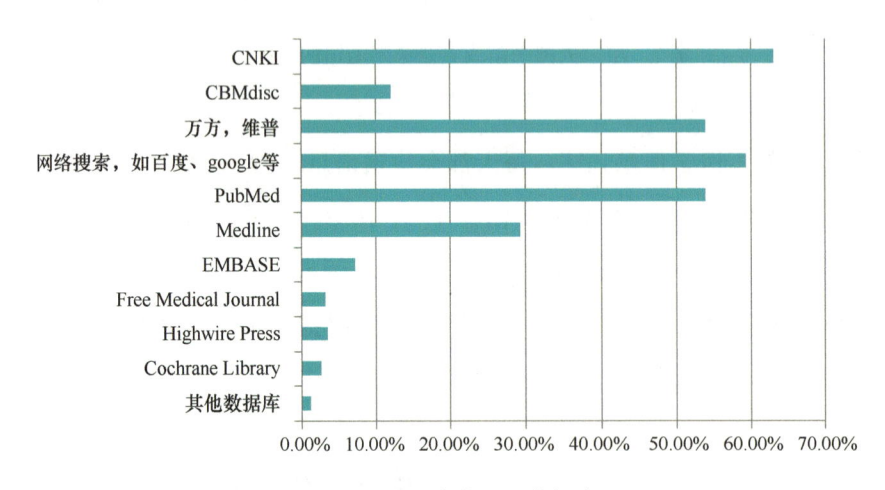

图9 用户经常使用的数据库

用户习惯使用的检索字段如图10所示：习惯使用"主题词"进行检索的占 73.29%，习惯使用"篇名"进行检索的占 35.76%，习惯使用"关键词"进行检索的占 74.83%，习惯使用"作者"进行检索的占 40.18%，习惯使用"摘要"进行检索的占 15.01%，习惯使用"全文"

进行检索的占5.74%,使用其他字段进行检索的占0.22%,在其他选项中填写的内容是"时间"。可见,用户最常使用的检索字段是主题词和关键词。

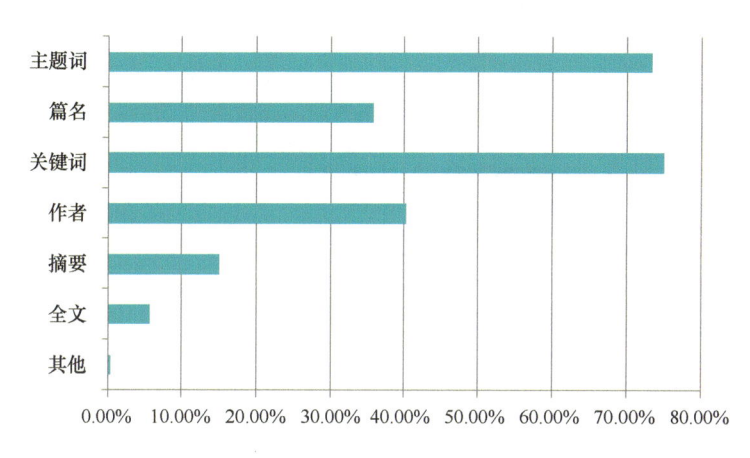

图10　用户习惯使用的检索字段

用户对高级检索功能的使用频率如图11所示:经常使用高级检索功能的占26.93%,偶尔使用高级检索功能的占53.64%,没用过高级检索功能的占3.91%,不知道这个功能的占5.52%。高级检索功能能够精炼检索,实现精确查找,而用户只是偶尔使用且所占比例最大,如图所示,这可能是图书馆在信息素养教育方面做得不到位,用户对这个功能了解的不全面,也可能是用户不能熟练使用此功能导致使用率低。

用户获取医学信息途径如图12所示:通过咨询专家获取信息的占28.92%,通过阅读专业期刊获取信息的占59.16%,通过参加讲座、培训、学术会议等获取信息的占69.32%,通过查找数据库获取信息的占56.51%,通过同行讨论获取信息的占36.42%,通过查房会诊获取信息的占29.14%,通过网络信息检索获取信息的占46.58%,通过其他途径获取信息的占0.22%。在众多途径中,大部分人是通过参加学术会议,阅读专业期刊和查找数据库来获取信息的,这一结果反映出一半以上的医务工作者是会主动去获取信息的。

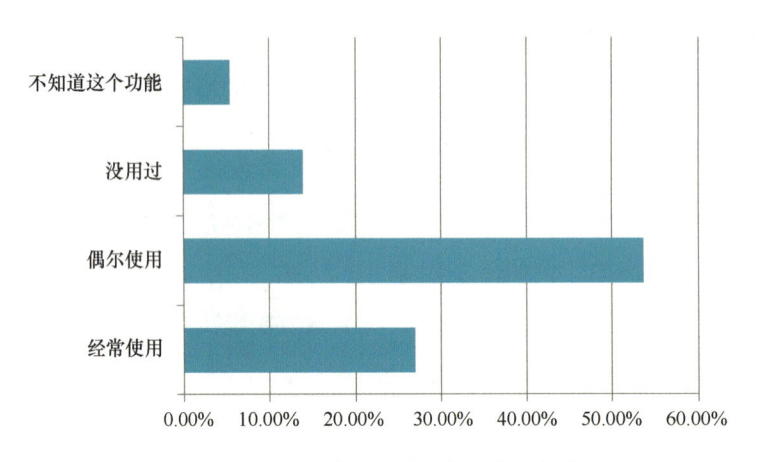

图 11　用户对高级检索功能的使用频率

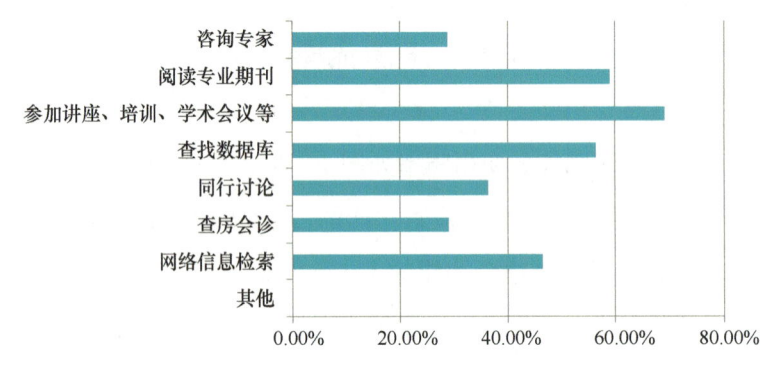

图 12　用户获取医学信息途径

3.3.3　用户信息服务需求

这部分调研了用户对信息专员的需求程度以及用户对信息专员所能提供服务的重要性评价，具体见下表所示。用户对图书馆设立信息专员的需求是很强烈的，虽然医务工作者可以通过很多种渠道来获取他们所需要的信息，但是由于时间的限制、工作的繁忙和个人检索信息能力与获取医学情报能力的差距，绝大多数医务工作者还是需要信息专员为他们提供精准信息的。

在填写调查问卷时，笔者都会为用户解释每一个选项的含义，避免用户理解的偏差，最大程度上反映出用户的实际信息需求。咨询服务包括文献传递、参考咨询、定题服务、教学培训等；融入课题组是指信息专员作为课题组的一分子，全程嵌入到课题组中，随时为用户解决问题；信息专员参与临床会诊，对医生遇到的疑难问题进行记录并进行循证医学考证；现场服务是指信息专员到用户身边，随时解答用户提出的问题；评价服务是指信息专员对临床证据、期刊和文章进行分级和评价等。

表 11　用户对每个选项重要性评价所占百分比

	重要	比较重要	一般	比较不重要	不重要
设立信息专员的重要性	30.07%	43.21%	20.71%	3.12%	2.90%
对信息咨询式服务重要性评价	55.29%	36.08%	7.06%	0.78%	0
对信息专员融入课题组重要性评价	50.98%	32.55%	15.29%	0.39%	0
对信息专员参与临床会诊重要性评价	48.63%	31.37%	18.43%	0.78%	0
对信息专员提供现场服务重要性评价	40.39%	35.29%	20.78%	2.75%	0
对信息专员提供评价服务重要性评价	51.37%	26.67%	19.22%	1.18%	0

3.3.4　医学图书馆开展信息服务情况

这部分调研了用户所在单位是否设有医学学科馆员情况，用户向图书馆寻求服务情况和用户是否受过信息素养培训情况，每种情况用户所占百分比具体见表 12。

表 12　每种情况用户所占百分比

类别		所占百分比
用户所在单位设置医学学科馆员情况	是	52.43%
	否	47.57%

续表

类别		所占百分比
用户向图书馆寻求服务情况	是	56.07%
	否	43.93%
用户受信息素养培训情况	是	61.59%
	否	38.41%

用户与医学学科馆员交流方式：如图13所示，通过email交流的用户占43.02%，通过QQ交流的用户占23.26%，通过微信交流的用户占26.74%，通过电话交流的用户占38.37%，当面交流的用户占37.21%，通过msn交流的用户占3.49%，通过飞信交流的用户占1.16%，通过短信交流的用户占6.98%，其他选项没有内容填写。

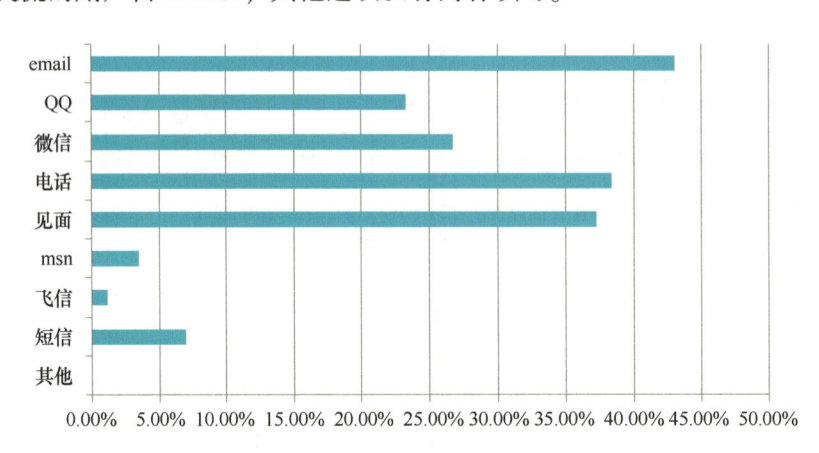

图13　用户与医学学科馆员交流方式

3.3.5　用户对现有信息服务满意度

一般来讲，在进行客户满意度等问卷调查时，普遍接受的最小总体样本数要求不低于200，最小各部分样本数不低于50，问题回答率高于50%，最好超过65%[72]，本调查的统计样本总量、小组样本量、问题回答率均满足要求。这部分在于调研用户对现有信息服务的满意度，能够真实反映出医学图书馆在推送信息、检索教学等方面的不足，从而开展相应的对策研究，以此为改善图书馆工作与服务提供理论依据和数据支撑[73]。

用户对科技查新服务的满意度（图14）：对科技查新服务满意的用户占34.48%，对科技查新服务比较满意的用户占41.00%，对科技查新服务一般的用户占22.99%，对科技查新服务比较不满意的用户占0.77%，对科技查新服务不满意的用户占0.77%。

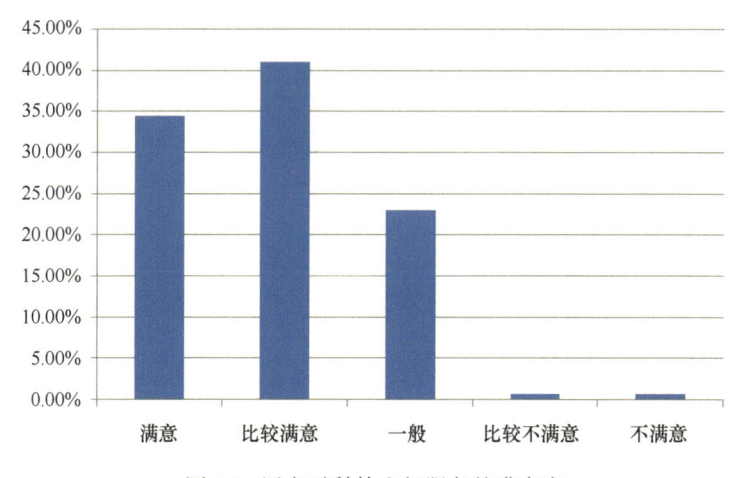

图14 用户对科技查新服务的满意度

用户对参考咨询服务的满意度（图15）：对参考咨询服务感到满意的用户占31.80%，对参考咨询服务感到比较满意的用户占42.15%，对参考咨询服务感到一般的用户占24.52%，对参考咨询服务感到比较不满意的用户占0.77%，对参考咨询服务感到不满意的用户占0.38%。

用户对文献传递服务的满意度（图16）：对文献传递服务感到满意的用户占36.40%，对文献传递服务感到比较满意的用户占36.78%，对文献传递服务感到一般的用户占23.37%，对文献传递服务感到比较不满意的用户占2.68%，对文献传递服务感到不满意的用

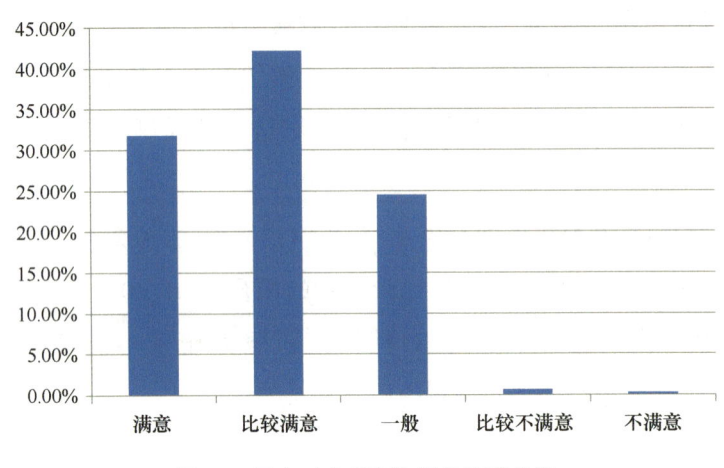

图 15　用户对参考咨询服务的满意度

户占 0.77%。

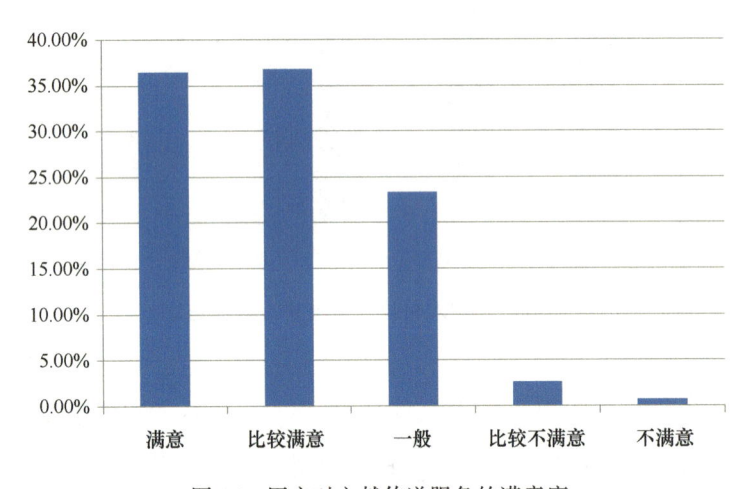

图 16　用户对文献传递服务的满意度

用户对信息素养教育的满意度（图 17）：对信息素养教育感到满意的用户占 27.59%，对信息素养教育感到比较满意的用户占 37.16%，对信息素养教育感到一般的用户占 30.65%，对信息素养教育感到比较不满意的用户占 3.07%，对信息素养教育感到不满意的用户占 1.15%。

用户对定题文献服务的满意度（图 18）：对定题文献服务感到满

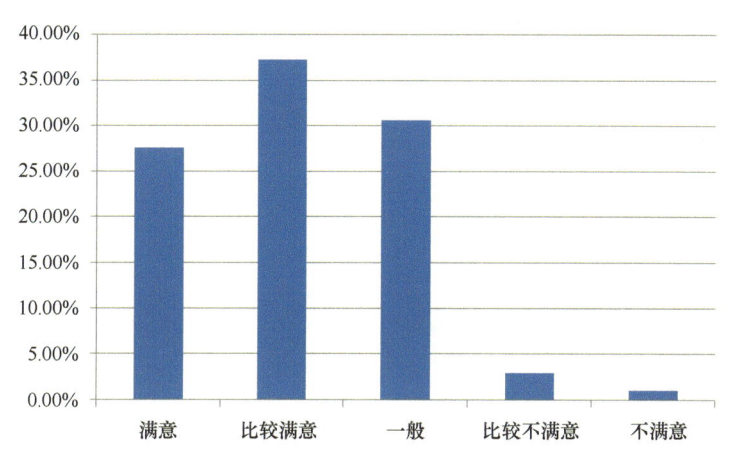

图17 用户对信息素养教育的满意度

意的用户占 28.35%，对定题文献服务感到比较满意的用户占 36.02%，对定题文献服务感到一般的用户占 31.03%，对定题文献服务感到比较不满意的用户占 3.83%，对定题文献服务感到不满意的用户占 0.38%。

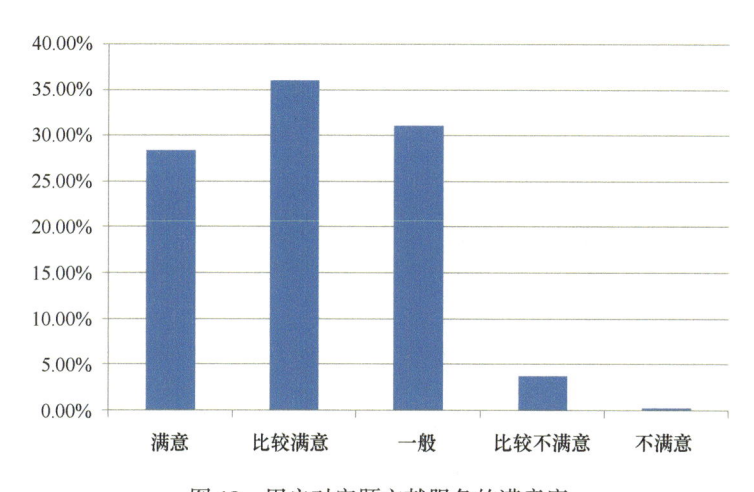

图18 用户对定题文献服务的满意度

用户对推送服务的满意度（图19）：对推送服务感到满意的用户占 21.84%，对推送服务感到比较满意的用户占 33.72%，对推送服务感到一

63

般的用户占 36.02%，对推送服务感到比较不满意的用户占 6.13%，对推送服务感到不满意的用户占 1.53%。

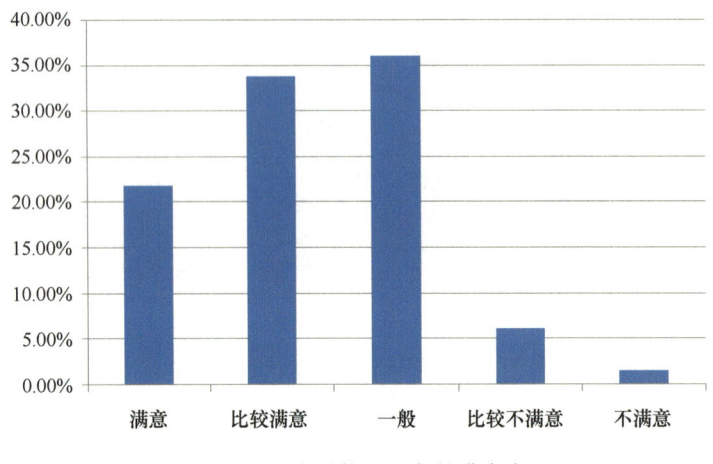

图 19　用户对推送服务的满意度

用户对书刊借阅服务的满意度（图 20）：对书刊借阅服务感到满意的用户占 39.85%，对书刊借阅服务感到比较满意的用户占 39.46%，对书刊借阅服务感到一般的用户占 17.62%，对书刊借阅服务感到比较不满意的用户占 1.92%，对书刊借阅服务感到不满意的用户占 0.38%。

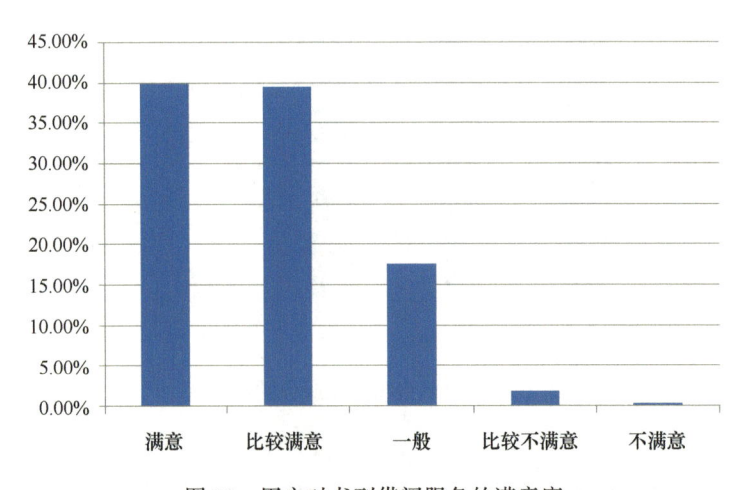

图 20　用户对书刊借阅服务的满意度

用户对电子阅览服务的满意度（图21）：对电子阅览服务感到满意的用户占43.68%，对电子阅览服务感到比较满意的用户占34.87%，对电子阅览服务感到一般的用户占17.24%，对电子阅览服务感到比较不满意的用户占3.07%，对电子阅览服务感到不满意的用户占0.77%。

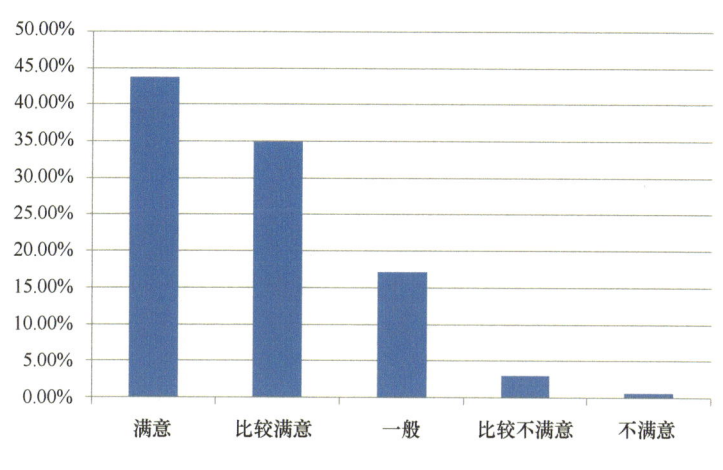

图 21　用户对电子阅览服务的满意度

通过对以上数据进行分析，发现用户对传统的书刊借阅和电子阅览服务都是满意的，而对于定题服务、参考咨询、科技查新等服务持比较满意态度的用户所占比例是最多的，说明服务人员与用户交流不及时，医学图书馆服务中还有很多需要改进的地方。

3.4　数据分析

3.4.1　信度和效度分析

（1）信度分析

信度分析主要检验所设计的量表在度量相关变量时是否具有精确性、一致性和稳定性[74]，即问卷调查过程中随机误差造成的测定值变异程度的大小，误差越小越好，也就是说问卷回答者对同一个问题所对应的各个测量项的回答应该是非常接近的。

Cronbach α 信度系数法是评价量表中各题得分之间的一致性,适用于态度、意见式问卷的信度分析[75],是目前最常用的信度分析法,其计算公式为:

$$\alpha = \frac{k}{k-1}\Big(1 - \sum_{i=1}^{k} S_i^2 / S_p^2\Big)$$

其中,k 代表调查问卷中的题项总数,S_i^2 代表第 i 题每个选项的得分方差,S_p^2 代表量表总的得分方差。将调查原始数据导入 SPSS19.0 进行分析,得出问卷整体的 Cronbach's α 信度系数如下表所示。通常情况下,信度系数应该在 0-1 之间,如果量表的信度系数在 0.9 以上,表示量表的信度很好;如果量表的信度系数在 0.8-0.9 之间,表示量表的信度可以接受;如果量表的信度系数在 0.7-0.8 之间,表示量表有些项目需要修订;如果量表的信度系数在 0.7 以下,表示量表有些项目需要抛弃[76]。调查问卷的总体 Cronbach's α 值为 0.839,说明问卷的信度比较可靠,因此本调查问卷总体可靠性较佳(见表 13)。

表 13 调查问卷总体信度

Cronbach's Alpha	N of Items
0.839	63

各变量测量项的 Cronbach's α 如表 14 所示。问卷中各变量指标项目的 Cronbach's α 基本都是 0.8 以上,其中用户满意度变量的 Cronbach's α 达到了 0.906,可信度非常高,用户信息行为和图书馆开展服务情况变量的 Cronbach's α 虽然低于了 0.8,但是也高于 0.7,属于可接受信度范围。以上数据都充分表明了问卷具有较好的信度,可做进一步分析。

表 14 调查问卷中每一类别的信度

测量变量	Cronbach's Alpha
基本情况	0.803

续表

测量变量	Cronbach's Alpha
信息行为	0.719
信息需求	0.827
开展服务情况	0.791
满意度	0.906

(2) 效度分析

效度主要评价量表的准确性、有效性和正确性，即测定值与目标真实值的偏差大小[77]，也就是问卷的实际调查结果与预想结果的符合程度。本文的效度分析主要对调查问卷的内容效度和结构效度进行检验。

内容效度又称表面效度或逻辑效度，它是指所设计的题项能否代表所要测量的内容或主题[78]。对于内容效度的评价一般采用统计分析与逻辑分析相结合的方法。逻辑分析一般由研究者或专家评判所选题项是否"看上去"符合测量的目的和要求[79]。统计分析主要采用单项和综合相关分析法获得评价结果，即计算每个题项得分与题项总分的相关系数，根据相关是否显著判断是否有效[80]。前文中已经通过大量的文献分析和理论研究对所要测量的变量做了充分讨论。在问卷初稿设计完成后，针对图书情报领域专家的反馈意见做了多次修改和完善，对不相关内容、多余选项和表述不清的地方均做了修改，在正式发放问卷之前还进行了预调查。鉴于上述过程的严谨性和可靠性，本文所使用的调查问卷应该满足了内容效度的要求。

结构效度又称构想效度，说明量表的结构是否与制表的理论设想相符，测量结果的各内在成分是否与设计者打算测量的领域一致，也就是说如果问卷调查结果能够测量其理论特征，使调查结果与理论预期一致，就认为数据是具有结构效度的[81]。本文采用的是因子分析对数据的结构效度进行检验。

做因子分析之前，首先要进行 KMO（Kaiser-Meyer-Olkin）检验和 Bartlett 球形检验，对整体数据进行因子分析适合性检验。KMO 统计量的取值在 0 和 1 之间。当所有变量间的简单相关系数平方和远远大于偏相关系数平方和时，KMO 值接近 1。KMO 值越接近于 1，意味着变量间的相关性越强，原有变量越适合作因子分析；当所有变量间的简单相关系数平方和接近 0 时，KMO 值接近 0。KMO 值越接近于 0，意味着变量间的相关性越弱，原有变量越不适合作因子分析。Kaiser 给出了常用的 KMO 度量标准：KMO 检验系数>0.5，则可以做因子分析。sig. 是显著性水平，如果 sig. 值小于 0.05，表明显著，则可进行因子分析对数据结构进行检验。

如表 15 所示，此次问卷总体数据的 Bartlet 球形检验统计量为 4476.378，相应的 Sig. 为 0.000，因此可认为相关系数矩阵与单位阵有显著差异。同时 KMO=0.842>0.5，根据 KMO 度量标准可知数据适合做因子分析。

表 15　问卷总体效度

KMO 和 Bartlett 的检验		
取样足够度的 Kaiser-Meyer-Olkin 度量		0.842
Bartlett 的球形检验	近似卡方	4476.378
	df	1326
	Sig.	0.000

3.4.2　因子分析

因子分析是指研究从变量群中提取共性因子的统计技术，可在许多变量中找出隐藏的具有代表性的因子[82]。将相同本质的变量归入一个因子，可减少变量的数目，还可检验变量间关系的假设。因子分析的主要目的是用来描述隐藏在一组测量到的变量中的一些更基本的，但又无法直接测量到的隐性变量（latent factor）。

因子分析模型为[83]：

（1）X = (x_1, x_2, …是可观测随机向量，均值向量 E（X）0，协方差阵 Cov（X）= 且协方差阵与相关矩阵 R 相等（只要将变量标准化即可实现）。

（2）F =（F_1, F_2, …, （m<p）是不可测的向量，其均值向量 E（F）0，协方差矩阵 Cov（F）I，即向量的个分量是相互独立的。

（3）ε =（ε_1, ε_2, …与 F 相互独立，且 E（X）0 的协方差阵对角阵，即各分量之间是相互独立的，则模型：

$$\begin{cases} x_1 = a_{11}F_1 + a_{12}F_2 + \cdots + a_{1m}F_m + \varepsilon_1 \\ x_2 = a_{21}F_1 + a_{22}F_2 + \cdots + a_{2m}F_m + \varepsilon_2 \\ \vdots \\ x_p = a_{p1}F_1 + a_{p2}F_2 + \cdots + a_{pm}F_m + \varepsilon_p \end{cases}$$

称为因子分析模型，其矩阵形式为：X = AF+ε

因子分析法的意义在于简化数据结构，通过科学的定量分析构造一个统计上优良的指标体系，然后对被评价对象进行综合评价。

作者将调查问卷数据进行分类，利用SPSS19.0对原始数据进行探索性因子分析，然后采用主成分分析法作为提取因子的方法，提取特征值大于1的因子作为主成分，并用方差最大法对因子进行正交旋转，得到因子结构。被调查者基本情况做因子分析没有任何意义，图书馆开展服务情况的问题设置中，选项只有是和否，无法进行因子分析。

（3）用户查询信息习惯分析

问卷中第1题，第4题到第10题调查的是用户查询信息的习惯，对问卷数据进行分析，见表16，KMO = 0.727>0.5，bartlet 球形检验统计量为5058.922，相应的 Sig. 为 0.000，因此可对此部分数据进行因子分析。

表 16　KMO 和 Bartlett 球形检验

KMO and Bartlett's Test

取样足够度的 Kaiser-Meyer-Olkin 度量		0.727
Bartlett 的球形检验	近似卡方	5058.922
	df	561
	Sig.	0.000

表 17　因子载荷矩阵

	Component											
	1	2	3	4	5	6	7	8	9	10	11	12
Q1_A1	.181	.122	-.065	.170	.198	.055	-.041	.714	-.253	.078	.011	-.054
Q1_A2	.033	.028	-.026	.075	.092	.104	.060	-.008	.820	.030	.010	.038
Q1_A3	.211	.146	.133	.172	.283	-.013	-.034	-.658	-.228	-.008	.098	-.079
Q1_A4	-.066	.042	-.111	.050	-.430	.165	-.043	.086	-.265	-.348	-.070	-.258
Q1_A5	-.108	.056	-.303	-.179	-.256	-.032	.021	-.093	-.057	.081	.332	.459
Q4	-.205	-.003	.813	-.081	.013	.059	-.090	.027	-.024	.001	-.021	-.075
Q5_A1	.439	.093	.042	.158	.003	-.102	.016	.312	.141	.248	.038	.250
Q5_A2	-.052	.138	-.136	.069	.561	.144	-.043	-.065	.137	.033	-.036	-.170
Q5_A3	.187	.003	.150	.347	-.011	.157	-.070	.210	.195	.357	.306	-.184
Q5_A4	.003	.048	.097	.530	-.384	.133	-.094	-.089	-.298	.036	.172	-.044
Q5_A5	.728	-.002	-.081	.095	.081	.001	.006	-.041	-.010	.069	.092	.205
Q5_A6	.629	.110	.012	-.006	.261	.010	.120	.090	.099	-.184	.089	-.003
Q5_A7	.177	-.093	-.162	.015	.532	-.006	.120	.168	-.208	-.185	.389	.019
Q5_A8	.022	.064	.030	.141	.240	.054	.582	.062	-.140	.032	-.121	.208
Q5_A9	.114	-.045	-.021	.108	-.022	.032	-.028	.053	.039	-.075	-.037	.730
Q5_A11	.150	-.200	-.008	-.004	-.042	-.071	.633	.037	.047	.006	.200	-.193

续表

	Component											
	1	2	3	4	5	6	7	8	9	10	11	12
Q5_A10	-.063	.034	-.047	-.055	-.074	.089	.739	-.081	.101	-.020	-.048	-.012
Q6	-.742	.090	.108	-.043	.041	-.047	.046	.003	.076	-.046	-.020	.009
Q7_A1	.127	.104	-.043	-.012	-.023	.042	-.010	.242	.112	.693	.053	-.012
Q7_A2	.079	-.008	-.164	.686	.093	.115	-.048	-.063	.106	.122	-.144	.282
Q7_A3	.480	.127	.133	.248	-.281	.075	-.017	.048	.120	-.333	.184	-.043
Q7_A4	.214	.104	-.191	.609	.112	-.026	.183	.114	.102	-.032	.102	-.064
Q7_A5	.047	-.005	.002	.068	.006	.761	.108	.042	.100	-.032	.002	-.110
Q7_A6	.045	.075	-.019	.035	.050	.755	-.035	.001	.009	.035	.089	.133
Q7_A7	.011	-.089	-.020	.134	.006	-.027	.026	-.291	-.213	.478	-.004	-.062
Q8	-.580	.043	.337	.318	-.057	-.157	.003	.035	.018	-.224	-.014	.026
Q9	-.121	.096	.767	-.114	-.204	-.064	.050	-.187	-.022	-.026	.068	-.032
Q10_A1	.049	.712	-.133	.020	.122	-.069	-.017	.090	.020	.060	-.123	-.035
Q10_A2	.299	.162	-.306	.226	.054	.112	-.078	.010	.331	-.073	.161	-.130
Q10_A3	.095	.159	.028	.050	.040	.074	.001	-.052	.041	.073	.731	.015
Q10_A4	.648	.165	-.196	.200	-.112	-.003	.048	-.006	.065	.154	-.053	-.074
Q10_A5	.151	.674	.087	.067	-.024	.083	-.021	-.161	-.027	-.161	.310	.009
Q10_A6	-.053	.717	.111	.017	-.020	.061	-.053	.063	.084	.052	.162	.020
Q10_A7	.354	.390	.067	.081	-.077	.245	.127	-.080	-.205	.048	-.203	-.102

（4）信息需求分析

问卷中第14题到第15题调查的是用户信息需求，对问卷数据进行分析，见表18，KMO=0.847>0.5，bartlet球形检验统计量为1234.768，相应的Sig.为0.000，因此可对此部分数据进行因子分析。

表 18　KMO 和 Bartlett 球形检验

KMO and Bartlett's Test		
取样足够度的 Kaiser-Meyer-Olkin 度量		0.847
Bartlett 的球形检验	近似卡方	1234.768
	df	15
	Sig.	.000

由表 19 结果可以看出，提取出的 3 个主因子的方差累积贡献率解释了原有变量的 81.551%，基本上能反映用户满意度的信息，因此提取这 3 个因子作为公共因子。

表 19　总方差解释

Component	Initial Eigenvalues			Extraction Sums of Squared Loadings			Rotation Sums of Squared Loadings		
	Total	% of Variance	Cumulative %	Total	% of Variance	Cumulative %	Total	% of Variance	Cumulative %
1	3.387	56.446	56.446	3.387	56.446	56.446	2.541	42.345	42.345
2	.932	15.530	71.976	.932	15.530	71.976	1.316	21.932	64.277
3	.575	9.575	81.551	.575	9.575	81.551	1.036	17.275	81.551
4	.433	7.213	88.764						
5	.401	6.683	95.447						
6	.273	4.553	100.000						

如表 20 所示，因子 1 在融入课题组式服务上的载荷值达到了 0.690，在参与临床会诊上的载荷值达到了 0.861，在现场服务上的载荷值达到了 0.718，在评价服务上的载荷值达到了 0.849，因此因子 1 代表了用户对新型服务的需求。因子 2 在咨询式服务上的载荷值达到了 0.914，因此因子 2 代表了用户对基本服务的需求。因子 3 在设立信息专员的必要性上的

载荷值达到了 0.983，因此因子 3 代表了信息专员开展服务的必要性。

表 20　因子载荷矩阵

	Component		
	1	2	3
Q14_R1	.273	.914	.148
Q14_R2	.690	.508	.053
Q14_R3	.861	.129	.101
Q14_R4	.718	.387	.183
Q14_R5	.849	.200	.034
Q15	.105	.129	.983

（5）满意度分析

问卷中第 3 题调查的是用户对图书馆开展服务的满意度，对问卷数据进行分析，见表 3-8，KMO = 0.931 > 0.5，Bartlet 球形检验统计量为 3349.350，相应的 Sig. 为 0.000，因此可对此部分数据进行因子分析。

表 21　KMO 和 Bartlett 球形检验

KMO and Bartlett's Test		
取样足够度的 Kaiser-Meyer-Olkin 度量		.931
Bartlett 的球形检验	近似卡方	3349.350
	df	36
	Sig.	.000

由表 22 结果可以看出，提取出的 3 个主因子的方差累积贡献率解释了原有变量的 78.528%，基本上能反映了用户满意度的信息，因此提取这 3 个因子作为公共因子。

表22　总方差解释

Component	Initial Eigenvalues			Extraction Sums of Squared Loadings			Rotation Sums of Squared Loadings		
	Total	% of Variance	Cumulative %	Total	% of Variance	Cumulative %	Total	% of Variance	Cumulative %
1	5.775	64.168	64.168	5.775	64.168	64.168	2.987	33.192	33.192
2	.776	8.620	72.788	.776	8.620	72.788	2.342	26.018	59.210
3	.517	5.741	78.528	.517	5.741	78.528	1.739	19.318	78.528
4	.475	5.277	83.806						
5	.422	4.684	88.490						
6	.343	3.806	92.296						
7	.300	3.337	95.633						
8	.276	3.068	98.701						
9	.117	1.299	100.000						

如表23所示，因子1在科技查新上的载荷值达到了0.715，在参考咨询上的载荷值达到了0.728，在文献传递上的载荷值达到了0.755，在信息素养教育上的载荷值达到了0.661，因此因子1代表了信息咨询服务。因子2在定题服务上的载荷值达到了0.772，在推送服务上的载荷值达到了0.731，因此因子2代表了个性化服务。因子3在书刊借阅上的载荷值达到了0.812，在电子阅览服务上的载荷值达到了0.768，因此因子3代表了传统服务。

表23　因子载荷矩阵

	Component		
	1	2	3
Q3	.591	.633	.384
Q3_R1	.715	.256	.349
Q3_R2	.728	.405	.176

续表

	Component		
	1	2	3
Q3_R3	.755	.314	.170
Q3_R4	.661	.514	.110
Q3_R5	.396	.772	.246
Q3_R6	.413	.731	.297
Q3_R7	.055	.461	.812
Q3_R8	.509	.080	.768

（6）交叉分析

交叉分析法又称立体分析法，是以纵向分析法与横向分析法的基础之上，从交叉、立体的角度出发，由低级到高级、由浅入深的一种分析方法，通常用于分析两个变量之间的关系，它弥补了"各自为政"分析方法所带来的偏差[84]。

对用户的学历和信息素养进行交叉分析（表24），结果显示具有博士学历的用户受过信息素养教育的占87.5%，而具有本科学历的用户受过信息素养教育的仅占35%，说明用户学历越高，个人信息素养越高。

表24　用户学历与信息素养交叉列联表分析

			Q19			Total
			1	2	3	
Q6	1	Count	87 a	359 b	112 c	558
		% within Q19	35.2%	67.6%	87.5%	61.5%
	2	Count	160 a	172 b	16 c	348
		% within Q19	64.8%	32.4%	12.5%	38.5%
Total		Count	247	531	128	906
		% within Q19	100.0%	100.0%	100.0%	100.0%

对用户的职业和获取信息途径进行交叉分析，结果显示医学生和医生通过参加讲座、培训、学术会议等途径获取信息所占百分比都是最高的，见表25。

表25 用户职业与获取信息途径交叉列联表分析

			Q17 1	Q17 2	Total
Q10[a]	Q10_A1	Count	56	206	262
		% within Q10	21.4%	78.6%	
		% within Q17	23.7%	30.7%	
	Q10_A2	Count	124	412	536
		% within Q10	23.1%	76.9%	
		% within Q17	52.5%	61.5%	
	Q10_A3	Count	152	476	628
		% within Q10	24.2%	75.8%	
		% within Q17	64.4%	71.0%	
	Q10_A4	Count	124	388	512
		% within Q10	24.2%	75.8%	
		% within Q17	52.5%	57.9%	
	Q10_A5	Count	68	262	330
		% within Q10	20.6%	79.4%	
		% within Q17	28.8%	39.1%	
	Q10_A6	Count	58	206	264
		% within Q10	22.0%	78.0%	
		% within Q17	24.6%	30.7%	
	Q10_A7	Count	108	314	422
		% within Q10	25.6%	74.4%	
		% within Q17	45.8%	46.9%	
Total		Count	236	670	906

对年龄和获取信息途径进行交叉分析表26，结果显示用户群体中无

论哪个处于年龄段,都更倾向于通过参加讲座、培训、学术会议等途径获取信息。

表 26 用户年龄与获取信息途径交叉列联表分析

			Q18			Total
			1	2	3	
Q10[a]	Q10_A1	Count	146	92	24	262
		% within Q10	55.7%	35.1%	9.2%	
		% within Q18	25.9%	31.7%	46.2%	
	Q10_A2	Count	304	194	38	536
		% within Q10	56.7%	36.2%	7.1%	
		% within Q18	53.9%	66.9%	73.1%	
	Q10_A3	Count	378	206	44	628
		% within Q10	60.2%	32.8%	7.0%	
		% within Q18	67.0%	71.0%	84.6%	
	Q10_A4	Count	292	192	28	512
		% within Q10	57.0%	37.5%	5.5%	
		% within Q18	51.8%	66.2%	53.8%	
	Q10_A5	Count	158	142	30	330
		% within Q10	47.9%	43.0%	9.1%	
		% within Q18	28.0%	49.0%	57.7%	
	Q10_A6	Count	138	98	28	264
		% within Q10	52.3%	37.1%	10.6%	
		% within Q18	24.5%	33.8%	53.8%	
	Q10_A7	Count	246	154	22	422
		% within Q10	58.3%	36.5%	5.2%	
		% within Q18	43.6%	53.1%	42.3%	
Total		Count	564	290	52	906

对用户学历和获取信息途径进行交叉分析表 27,结果显示学历为本科和硕士的用户倾向于通过参加讲座、培训、学术会议等途径获取信息,

77

而学历为博士的用户更倾向于通过查找数据库来获取信息。说明博士用户群的主动性比较强，遇到问题通过查找数据库就能找到解决办法，自我解决问题能力比较强，而本科和硕士的用户群则是被动接受信息。

表 27 用户学历与获取信息途径交叉列联表分析

			Q19			Total
			1	2	3	
Q10[a]	Q10_A1	Count	70	140	52	262
		% within Q10	26.7%	53.4%	19.8%	
		% within Q19	27.8%	26.5%	41.3%	
	Q10_A2	Count	134	312	90	536
		% within Q10	25.0%	58.2%	16.8%	
		% within Q19	53.2%	59.1%	71.4%	
	Q10_A3	Count	152	380	96	628
		% within Q10	24.2%	60.5%	15.3%	
		% within Q19	60.3%	72.0%	76.2%	
	Q10_A4	Count	84	320	108	512
		% within Q10	16.4%	62.5%	21.1%	
		% within Q19	33.3%	60.6%	85.7%	
	Q10_A5	Count	86	176	68	330
		% within Q10	26.1%	53.3%	20.6%	
		% within Q19	34.1%	33.3%	54.0%	
	Q10_A6	Count	72	166	26	264
		% within Q10	27.3%	62.9%	9.8%	
		% within Q19	28.6%	31.4%	20.6%	
	Q10_A7	Count	74	272	76	422
		% within Q10	17.5%	64.5%	18.0%	
		% within Q19	29.4%	51.5%	60.3%	
Total		Count	252	528	126	906

对用户职称和获取信息途径进行交叉分析表 28，结果显示无论用户

是什么职称都倾向于通过参加讲座、培训、学术会议等途径获取信息。

表28 用户职称与获取信息途径交叉列联表分析

			Q20				Total
			1	2	3	4	5
Q10[a]	Q10_A1	Count	80	34	2	50	262
		% within Q10	30.5%	13.0%	.8%	19.1%	
		% within Q20	32.8%	39.5%	16.7%	22.9%	
	Q10_A2	Count	162	62	8	112	536
		% within Q10	30.2%	11.6%	1.5%	20.9%	
		% within Q20	66.4%	72.1%	66.7%	51.4%	
	Q10_A3	Count	172	68	12	138	628
		% within Q10	27.4%	10.8%	1.9%	22.0%	
		% within Q20	70.5%	79.1%	100.0%	63.3%	
	Q10_A4	Count	154	56	8	114	512
		% within Q10	30.1%	10.9%	1.6%	22.3%	
		% within Q20	63.1%	65.1%	66.7%	52.3%	
	Q10_A5	Count	126	40	6	58	330
		% within Q10	38.2%	12.1%	1.8%	17.6%	
		% within Q20	51.6%	46.5%	50.0%	26.6%	
	Q10_A6	Count	92	28	4	54	264
		% within Q10	34.8%	10.6%	1.5%	20.5%	
		% within Q20	37.7%	32.6%	33.3%	24.8%	
	Q10_A7	Count	138	34	6	100	422
		% within Q10	32.7%	8.1%	1.4%	23.7%	
		% within Q20	56.6%	39.5%	50.0%	45.9%	
Total		Count	244	86	12	218	906

3.5 个人访谈结果分析

诊疗过程一般可分为五个部分：临床诊断、治疗、康复、护理和预后判断，每个阶段都需要临床实践指南的指导。为了更深入的了解用户所想，本人对 7 位临床医生进行了深度访谈（访谈题录见附录 2），以期能切实掌握医务工作者到底需要什么类型的信息服务，为他们提供什么内容才能满足其信息需求。下面将从访谈内容中提炼出诊疗过程各个阶段以及医生在科研过程中所需要的信息服务需求。

3.5.1 临床诊断

临床诊断是指医生给病人检查疾病，并对病人疾病的病因、发病机制作出分类鉴别，以此作为制定治疗方案的方法和途径。临床诊断的准确及高效是患者能够获得及时有效治疗的前提，所以各项诊断标准的确立和针对各种疾病的鉴别诊断是信息专员首先面对的问题。

3.5.1.1 诊断标准

疾病的诊断是随着医生对疾病认识的深化而不断发展完善的，诊断标准的确立是建立在病理生理这一基础上的，这就需要信息专员做深入调查，广泛查阅关于疾病诊断标准的文献，将针对同一疾病的不同诊断标准进行患病率、灵敏度和特异度的比较及一致性总结，形成系统综述提交给临床医生，目的是寻找适合中国人群的诊断标准，为更好地开展疾病的预防工作提供科学依据。

要评价、研究某种新的诊断方法对某种疾病的诊断价值时，首先就要选择诊断该疾病的金标准[85]。金标准是指在现有条件下，对某种疾病公认的最可靠、最准确、最权威的诊断方法，也称标准诊断方法。临床常用的金标准包括病理学检查（各种活检和尸检）、外科手术所见、特殊的影像学检查（CT、核磁共振、彩色 B 超）、病原体的分离培养以及经长期随访在临床上获得的肯定结论，或者是其他的一些在临床工作中获得公认的诊断标准。如对冠心病的诊断金标准是冠脉造影，诊断肾炎的金标准是肾脏活组织检查，诊断胆结石的金标准是手术所见，一般诊断肿瘤的金标准是病理活检，诊断心肌病的金标准是心内膜下活检。由于金标准是评价新的诊断方法的参照物，所以，金标准的选择至关重要。如果选择的金标准"含金量"不高，有这样或那样的缺陷，结果会导致与客观事实相悖的结论，即新的诊断方法对该病越有诊断价值，评价的结果却越差。

因此，诊断标准方面医生需要得到的信息服务包括：对每种疾病诊断标准的meta分析，最新诊断标准的推送，寻找最有价值的症状及阳性体征，寻找典型的疾病普特征和流行病学特征。

3.5.1.2 鉴别诊断

术前诊断是治疗的关键，在临床诊断的过程中，医生根据症状患者的主诉来识别病人所患何病，与其他疾病鉴别，并排除其他疾病的可能的诊断。在临床上，疾病是千变万化的，症状表现也是错综复杂的。只有认真研究各种常见症状、证候和病机，才能对不同病症而出现的相同症状加以鉴别。因此，症状的鉴别是疾病与证候诊断中的重要环节之一。

症状鉴别是从相类似的症状中，研究疾病不同的病因病机，以探求疾病的本质，这是正确进行辨证论治的关键步骤。目前，医生主要都是通过文献查找和参加学术讲座来丰富自己对症状的了解，而针对相似症状的鉴别诊断则技能依靠日积月累的临床经验。如何将所有相似的症状分门别类，找到所有症状的相似点和区别点，使年轻医生迅速累积临床经验，这也是目前医生急需的信息服务之一。例如，同样的下肢麻木症状，可能是由周围神经病变引起，也可能是脊髓病变引起，还可能是中枢神经病变引起，而病变的具体部位有可能位于神经根、血管、脊髓、脑干、丘脑、内囊、大脑皮质、周围神经等部位，而病因可能涵盖血栓性静脉炎、腰椎间盘突出症、腰椎管狭窄症、腰椎滑脱症、多发性神经炎、脊柱感染性疾病、脊髓空洞症、脊柱脊髓肿瘤、小脑后下动脉闭塞、脑血管病变、臀上皮神经炎、梨状肌综合症、带状疱疹、股神经损伤、腓总神经损伤等。通过我们的学科服务，检索最新文献报道，综合筛选信息资料，整合各种疾病症状的相似点及区别点，最终使得选用最少的检查，在最短的时间内明确定位病变部位及所患疾病，鉴别排除相似症状的其他疾病，减少由于鉴别诊断不清导致的漏诊与误诊，大大提高临床诊断的准确性及高效性。

医生希望在鉴别诊断方面信息专员提供的信息服务包括：特定疾病的症状鉴别点，鉴别诊断的"金标准"，相似症状可能的疾病及其主要鉴别点，各种临床症状最易混淆的疾病，罕见疾病的鉴别诊断，鉴别诊断中最有意义的检查及化验等方面。

3.5.2 治疗

治疗是医生通过药物或者手术等方式干预或改变患者特定健康状态，最终消除患者疾病的一个过程。医生在治疗方法上的选择至关重要，是选择保守治疗还是手术治疗，选择保守治疗的话是选择药物治疗还是物理疗法，物理疗法中也囊括了推拿、按摩、电疗、磁疗等方法，选择手术治疗的话还要对方式、方法、入路、路径等进行选择。同时，医生还需要不断摒弃一些陈旧的治疗手段，接受新的治疗方法。整个治疗有一套标准化流程，每一个步骤都有规范，严格按照标准执行，缩小与最佳治疗的差距。

在各种治疗措施中的选择中，首先需要注意的是各种药物的选用及不良反应。这里不得不提到20世纪50~60年代的反应停事件。1953年，瑞士的一家名为Ciba的制药公司首次研发了这种的药物。此后，联邦德国的一家名为Chemie Gruenenthal的药厂发现本药物对怀孕早期的妊娠剧吐疗效极佳，便于1957年将反应停推向了市场。此后不久，反应停便成了"孕妇的理想选择"，在世界各地被用于妊娠期呕吐。到1959年，仅德国一个国家就有近100万人服用过反应停，反应停的月销量更是达到了1吨以上。德国医生Weidenbach于1959年在国际上首次报告了一例女婴的罕见畸形，畸形的婴儿手和脚直接连接在身体上，没有胳膊和腿，看起来就像海豹一样，被称为"海豹儿"。后来的研究表明，这种畸形儿的产生就是由于孕期服用反应停导致的。反应停从1956年进入市场，直至1962年才正式撤药，在全世界30多个国家产生了1万余例"海豹儿"，成为人类史上最大的药物不良反应灾难事件，如果当时有健全先进的信息服务体制，是否能够整合所有相关报道，可以更早发现反应停与海豹儿的相关性，更早避免这样的灾难发生？

其次，各种治疗规范的不断优化，也依赖于我们的信息服务。众所周知，心肺复苏（cardiopulmonary resuscitation，CPR）是抢救危重患者最为重要的手段，其标准化的流程就处于不断地更新和优化中，美国心脏学会（American Heart Association，AHA）和其他一些西方发达国家的复苏学会每五年就会更新一次"国际心肺复苏指南"，从1966年AHA制定了第一个心肺复苏指南以来，历经几十年的发展演变，于2000年，AHA和国际复苏联合会（InternationalLiaisonCommitteeonResuscitation，ILCOR）多次主持召开心肺复苏指南和心血管急救（EmergencyCardiaccare，ECC）指南研讨会，第一部国际CPR-ECC指南，将当时最优化的CPR方案公之于众，在世界范围内的医护人员全部按此指南进行CPR操作；上述指南在2005及2010年分别经历两次重大改动，2010指南修订由来自29个国家的356名相关领域专家，历时36个月，采取文献会议辩论、回顾分析、电话及网络会议等形式，对相关的277个主题的411个科学证据逐一进行审查和优化；基于对复苏文献资料的大量研究，《心肺复苏与心血管急救指南2010版》于2010年在国际权威杂志上发表，改动内容包括流程顺序、操作频率、按压-呼吸比例控制、"生命链"环节增加、基本生命支持变化、复苏后救治等多个环节，这时就需要我们信息专员第一时间为医护人员宣传并深度解读相关流程的变化及更新内容，在最短的时间内，更新上述医学知识，使患者第一时间享受最佳的治疗。

再次，治疗方案的选取也需要整合大量的医学信息，选出最优方案。针对无骨折脱位性脊髓损伤（spinal cord without radiological abnormality，SCIWORA）是否需要手术治疗，不光是西京医院骨科内部医生，包括整个学术界都存在争议。支持保守治疗者认为：此类脊髓损伤大多为不完全性损伤，没有明确的骨折脱位情况，短时间内制动应当有自然恢复脊柱稳定性的可能，且实例证明保守治疗脊髓功能也可有不同程度的恢复。而支持手术治疗者认为：SCIWORA 患者多伴随颈椎病、颈椎管狭窄等问题，应该直接去除上述病因；早期手术减压可避免脊髓继发性损伤，手术患者下床活动早，卧床并发症发生率低。面对这样的争议，我们通过信息检索，发现国际上针对颈椎骨折是否需要手术治疗目前最先进的是采用 SLIC 评分系统，SLIC 评分系统评价骨折形态、椎间盘-韧带复合体及神经功能并综合评分，大于 4 分者采用手术治疗，小于 4 分者采用保守治疗，等于 4 分者两种治疗方法均可采用。大量文献报道 SLIC 评分用于指导颈椎骨折治疗方法的选择取得了很高的可信度和重复性，把这种评价体系介绍给临床医生，既可以有效指导医生选择治疗方案，同时也可以将医生采用这种评价体系后，取得的临床疗效发表于学术界，进一步评价此评分体系，并且不断优化评分细则。

这个阶段医生最关注疾病的分型，常见治疗方法，每种治疗方法的副作用等信息，经常会查询一些工具书或操作手册，特别是治疗方法方面的工具书。医生希望信息专员提供的服务包括：各种工具书及使用方法的培训，关于最新治疗方法的获取途径，标准化的治疗流程，定期推送所在学科的最新研究动态，每种治疗方法的文献综述等。

3.5.3　康复

在诸多康复方法中，每种方法都有特点和适应症，如果这些方法不能得到合理应用或配合，反而会增加病人的痛苦及经济负担，所以在康复治疗过程中合理选择使用康复治疗方法，以及各种方法的整合规范是至关重要的。这不仅能够最大限度地缩短康复时间，同时还能减少病人的痛苦。

这个阶段医生最需要的服务包括：及时地推送每种疾病康复所对应

的最新治疗方法，剔除陈旧且弊端多的老方法，以及各种方法的整合规范，不同康复治疗手段的循证医学证据，不同康复治疗手段的预期效果。

3.5.4 护理

俗话说"三分治疗，七分护理"，护理工作在医疗卫生事业的发展中发挥着不可替代的作用，患者在医院治疗期间都是短暂的，出院后需要在家护理，而护理需要采取的措施，注意事项等都是需要医生告知和指导的，只有病人在家护理好了，才能恢复得快，缩短病程。所以医生对患者和患者家属进行健康教育，使其掌握一些简单实用的护理常识是非常必要的。

目前，健康教育虽然在帮助病人建立健康行为、改善病人预后等方面发挥了重要作用，但较少考虑不同病人素质和需求等差异问题，停留在护理常规的宣讲上，内容针对性、实用性不强，是被动接受知识模式，使病人无法参与到决策中，制约了病人学习的积极性，无法达到满意的教育效果[86]。因此，将信息专员服务引入护理阶段势在必行。

这个方面医务工作者需要的信息服务包括：收集整理患者的信息和需求，进行提炼和分析；检索健康教育的方式方法，筛选出最适合患者的标准化的护理流程等。

3.5.5 预后判断

预后（prognosis）是对疾病结局的概率预测，也就是指发病后疾病未来过程的一种预先估计。疾病的预后不仅是简单的治愈及死亡，尚包括并发症、致残、恶化、复发、缓解、迁延、存活期限（如五年存活率）及生存质量等病情发生某种变化或达到新的稳定状态的情况。医生需根据现有资料，明确病情，认清疾病的自然史，了解某些公认的治疗措施干预后的疾病发展过程，如某种肿瘤扩大根治术后的五年存活率等，对各种疾病的预后判断很有帮助。外科医生作为临床实践的启动者和最重要参与者，应随时学习和关注，更新诊治理念，准确做出预后判断，预测复发以及预后的风险程度，以期为患者的"个体化"围手术期治疗和判断预后提供进一步的支持。了解了各种疾病的自然转归及各项干预措施的预后，医生才能选择相对风险最低、疗效最好的方法为患者解除痛苦。例如，文献报道腰椎间盘突出症单纯摘除术后复发的影像学发生率是20%左右，而其中有症状需要再次手术者仅占到总数的一半，有了这样的理论依据，在术前谈话时，医生就可以向患者明确讲明，再次手术的风险大约在10%左右，医生和患者都做到了心中有数。此外，文献报道肥胖、吸烟、脊柱失稳、Modic改变、椎体后缘高度大、梨形椎间盘等是椎间盘突出症复发的风险因素，明确了这些风险因素，医生就可以有针对性地消除上述因素，进一步降低复发风险，或者针对复发风险高的患者，改变手术方式，获得更好的疗效。

预后判断方面医生最需要的信息服务内容包括：疾病的发展规律及自然转归，相关疾病自然史的整合报告，不同治疗方法的预期疗效，不同治疗方案的不良反应、并发症，导致各种不良事件的风险因素，康复所需要的时间等。

3.5.6　临床实践指南

临床实践指南是系统开发的多组临床指导意见，帮助医生和患者针对特定的临床问题做出恰当处理、选择、决策适宜的卫生保健服务。目的是提高医疗质量，节省医疗费用。临床实践指南包括临床各专业的疾病诊断和治疗以及药物选择等方面的内容，对临床医生提供指导性意见和规范临床行为作用。临床指南所推出的新理念、新知识，已成为医生不断学习提高和更新知识的重要宝贵资源，它可以帮助临床医生为患者选择最有效、最具有临床价值的治疗措施，指导其合理有效用药，从而避免医疗行为的不恰当和医疗资源的浪费[87]。

临床实践指南一般可分为基于专家共识的传统指南和基于系统评价

的循证指南两类[88]。由于循证临床实践指南（以下简称循证指南）综合了当前最佳的研究证据，在此基础上对不同治疗方案的利弊进行充分评估，考虑了患者的意愿和价值观，成为促进医疗质量的重要保障，是未来指南制定的关注点[89]。同时，循证指南的更新也成为影响循证指南质量的关键因素。目前检索最新指南主要是临床医生自行检索，但是由于医生繁忙的工作，无暇及时检索最新指南，更不了解指南何时更新，导致大量新成果、新方法、新技术不能及时应用于临床实践[90]；医生由于学历的不同，个人信息素养差别很大，有些甚至没有接受过系统的信息素养培训，检索技能很低，不仅影响文献查全率和查准率，而且难以正确评价和筛选信息。

临床实践指南同样存在质量参差不齐的情况，指南中描述不充分，不同类别的指南和不同机构制定的指南内容差异大，所以这就需要确立相应的指南标准，把不符合标准的指南筛选掉，为医生提供基于循证的高质量指南指导临床，提高疗效。此外，临床实践指南还具有严格的时效性，各大医学信息机构所发布的临床实践指南会随着时间的推移不断更新信息，不断完善和改进内容。这也说明，目前认为是正确的诊疗措施，也许在不久的将来将变成谬误，而医疗从业者如果不能及时准确地把握最新的诊疗指南，就有可能不断重复国外已经走过的弯路、错路，甚至引起严重后果。例如，妊娠期糖尿病（gestational diaetes mellitus, GDM）的诊断标准，在近些年来就经历了重大变革。以往定义妊娠期首次发现的不同程度的糖代谢异常，该定义包括妊娠前已经存在但被漏诊的孕前糖尿病者以及孕期伴随发生的糖耐量异常者[91]。GDM诊断标准的研究至今已有四十多年的历史，各国学者对GDM的诊断标准争议不断。为了解决上述问题，美国卫生研究院在全球范围内，组织了一项多中心、前瞻性研究，研究内容是高血糖与妊娠不良结局的关系（thehyperglycemia and adverse pregnancy outcome study, HAPO），以解决GDM诊疗标准中长期以来存在的争议[92]。2008年HAPO的研究结果报道后，2010 年国际妊娠合并糖尿病研究组织（International Association of diabetic pregnancy study group，IADPSG）将 GDM 诊的断标准进行了巨大变更。新的指南更加注重 GDM 患者产后转化为糖尿病患者的可能性，规定 GDM 患者在产后 6~12 周应当进行糖尿病筛查，如果血糖相关指标一切正常，则在今后每 3 年都应进行一次筛查。上述实例证明，我们针对各种疾病的诊断标准处于动态变化之中，这也使得信息服务在医疗诊断方面显得尤为重要。临床实践指南方面最需要的服务包括：及时推送最新临床指南，对医生进行检索循证临床实践指南培训，专业数据库的介绍和使用，对临床指南质量的控制，将各种疾病最佳临床科学证据进行整合后的研究报告等。

3.5.7 科研

医学科研人员的信息需求呈现多元化趋势，研究报告、内部资料、科学数据等都已成为重要信息来源。重点是立项查新，目前查新和定题主要是以科研人员或所在课题组自行检索，以及委托图书馆这两种方式完成，查新检索的内容为相关领域的最新最权威的研究成果。科研人员需要拓展研究思路，来探索未知领域。科研人员要大量阅读文献，所以会经常使用一些文献管理软件，如 endnote、note express、e-learning。

医学科研人员希望提供的信息包括：及时提供所需期刊文献，最新的前沿研究成果，学科未来发展方向，相关研究领域的实时动态，国内外研究热点，相关研究的系统综述，特定数据库的使用方法及检索技巧，专题知识培训及信息素养教育。

3.6 本章小结

在本章中，本文对回收的 906 份有效问卷做了初步的统计描述，之后对调查数据做了可靠性分析，对调查数据的质量有了总体把握。然后，为了了解调查问卷的有效性，又做了信度和效度分析，结果表明本书使用的调查问卷有效完成了本文的研究需要，为下一步建立模式打下了基础。本文将数据从五个方面进行分析，从数据分析出医务工作者信息行为特点，从用户本身出发，挖掘出用户的潜在需求。通过用户对服务满意度的评价找到服务的不足，找出用户信息需求及其变化。

通过调查用户的基本信息，了解用户的知识结构，找到其信息需求的重要依据。知识结构的变化不仅影响着用户信息需求量的改变，而且直接关系到用户信息需求的内容与质量[93]。根据此次调查结果，总结以上分析，存在以下规律：学历层次越高，个人信息素养越高，对信息专员所提供服务的重要性认知度越高，科研信息需求越强烈，对医学图书馆电子信息资源的利用率越高，需求也越高，关注的信息领域范围接近专业范围，利用网上求助等方式更多，更关注专业信息资源利用方面的培训。而在图书馆总体满意度、信息查询习惯等方面，两类用户无显著区别[94]。对用户的信息需求进行降维处理，提取出新的因子1来代表科技查新、参考咨询、文献传递和信息素养教育4种服务，因子2代表定题文献服务和推送服务，在设计信息专员服务模式时只用2个因子代表6种服务。从对7位资深临床专家的访谈中提炼出对临床诊治和医学科研每一个阶段的信息需求和最难获取的信息，作为对前面数据分析的重要补充，以期为下一步建立信息专员服务模式打下良好基础。

4 信息专员服务模式设计

根据问卷调研和深度访谈结果，对临床诊治过程中各个阶段及科研过程的信息服务需求进行了分析。整个阶段所需要的服务包括信息咨询、对疑难问题进行循证医学考证、参与临床会诊、检索查新、专题培训、研究报告、meta分析、系统综述、评价服务、热点动态扫描报告、信息交流共享平台建设、线上交流平台建设等服务。通过总结用户信息行为特点和偏好，对以往开展服务进行改进，针对临床诊治各个阶段所需要的服务，从服务内容、服务形式、服务所利用的工具和平台等服务要素上进行梳理，深入了解临床诊治各阶段和科研过程中对信息服务的需求变化，并根据用户的动态变化及时调整服务策略和服务方式。通过与数据库商、用户、患者的多方合作，构建稳定的、相互信任的合作关系，使信息专员的服务模式能够更加贴合用户的需求。通过对临床医生获取信息途径的分析，发现医生接受信息大部分都是很被动的，所以建立服务模式的时候要充分考虑到这一点，形式上要更主动一些。

信息专员在对用户的精准定位的基础上，根据用户的需求特点，搭建沟通桥梁，确保与用户建立长期密切的互动关系，从而及时、有效地了解和跟踪用户在临床诊疗和科研过程中遇到的瓶颈，灵活主动地为其提供信息服务，进而提高医生的服务质量和技术水平。本文结合调查问卷数据分析，以问卷中的五种模式为基础展开服务。

4.1 临床诊断阶段服务模式设计

临床诊断过程实际上就是一个医疗信息采集、传递、存储、分析、表达的过程。诊断是一种基本的医疗思维活动，是医生通过对人体健康状态的诊查和对疾病所提出的概括性的判断[95]。有研究发现，专家和年轻医生在临床诊断能力上的差别不在于推理方式的差异，而在于知识表征形式的不同，如知识数量、知识类型和知识组织形式的不同[96]，专家比年轻医生具有更多的知识，且具有更多的知识表征类型[97]。进一步讲，专家具有某类知识的超级结构或某类知识的超级策略及技巧，专家拥有许多解决特定问题的正式和非正式的知识类型。这时，信息专员就起到了重要作用，通过信息服务帮助年轻医生快速地进行知识的累积，有效改变其知识结构，使年轻医生的医学理论知识与临床实践知识之间建立连接，并整合到临床诊断中，提升自我解决问题、临床决策和判断等能力，从而逐渐成长为专家。

4.1.1 临床诊断阶段信息咨询服务模式

信息咨询服务包括对用户提出问题进行咨询解答和科技查新，文献查找及原文传递，针对用户不同需求提高个人信息素养的培训和讲座等四方面内容，服务模式如表29所示。

表29 临床诊断阶段信息咨询服务模式

服务模式	科技查新	参考咨询	文献传递	信息素养教育
服务内容	最新疾病诊断标准	常见问题解答FAQ	根据用户需求	专业数据库、RevMan软件的介绍和使用
服务形式	电子邮件、QQ群、微信群	搭建信息交流平台，如QQ群、微信群等	全文链接，文献原文	讲座、培训（科室培训、面对面培训）

续表

服务模式	科技查新	参考咨询	文献传递	信息素养教育
信息资源	Pubmed、medline 等医学文献数据库，CNKI、万方、维普等中文文献数据库			各大医学院校网站、医学论坛、LOCATORplus
协同机制	信息专员与用户共同制定检索策略，筛选数据源			与用户沟通，确定培训内容
反馈评价	通过邮件、评价系统进行反馈，也可通过交流平台收集实时反馈			

每种疾病的诊断标准更新速度差别迥异，阿尔茨海默病（AD）最新诊断标准于 2011 年公布[98]，是 27 年来首次更新；而不同的医学组织制定的诊断标准也存在差异，世界卫生组织与美国糖尿病学会关于糖尿病诊断标准就不同。信息专员记录用户需要某种疾病诊断标准的名称，对标准更新情况进行跟踪，统一且合理的诊断标准对疾病的治疗有着深远的影响。

参考咨询方面，信息专员整理出交流时医生提出的各种问题，建立一个常见问题解答数据库，将数据库嵌入到信息交流平台，用户在提问时，系统能自动识别该问题是否有答案，如果有答案系统会自动显示答案，如果没有相关答案则用户继续提问，由信息专员为其解答。

由前面的数据分析得知，无论是医生还是医学生，大部分都是被动接受信息者，通过前期收集用户需求，信息专员通过邀请数据库商和专业人士共同协作，定期举办讲座和培训，为用户讲解如何使用专业数据库，帮助和辅导用户找到获取信息的途径，如何提高诊断标准的查全查准率。每次讲座后，通过发放调查问卷和用户的口头反馈了解讲座效果。在图书馆网站上进行友情链接，如医学论坛的视频链接和 LOCATORplus 视听教材目录数据库链接等，把这些视频资源按学科进行分类，为用户导航，方便进行查找。

4.1.2 临床诊断阶段融入科室服务模式

将信息专员嵌入到用户的工作环境中,与医生有机地融为一体,成为医疗团队中的一分子。这种方式使信息专员能够更直接的了解和掌握用户的信息需求,针对用户在诊断阶段遇到的工作重点、难点问题收集、分析、筛选相关信息,深入分析用户的隐形信息需求,从而能够对解决问题更有针对性,为用户提供决策支持。融入科室主要以定题服务和推送服务两种个性化定制模式展开服务,具体见表30。

表30 融入科室服务模式

服务模式	定题服务	推送服务
服务内容	特定疾病的症状鉴别点,鉴别诊断的"金标准",相似症状可能的疾病及其主要鉴别点,各种临床症状最易混淆的疾病,罕见疾病的鉴别诊断等	根据用户需求,对某种疾病最新诊断标准的推送,在医院网站上发布信息
服务形式	纸质版或电子版的研究报告	邮件、QQ群共享文件
信息资源	Pubmed、medline、ClinicalTrials.gov、Rare Diseases Database	
协同机制	与医生建立密切联系,及时沟通,随时了解科室每一位医生的信息需求,对服务内容进行沟通	
反馈评价	通过回访、电话、邮件等方式了解用户对服务的满意度	

4.1.3 临床诊断阶段循证医学考证模式

好的临床决策都必须建立在循证医学的基础上,循证医学(Evidence-based Medicine)是遵循科学证据的临床医学,它的产生是现代信息学、流行病学、临床医学结合的典范[99]。目前,循证医学的具体概念已被医学界主流思潮、病人和各国政府广为接受,并被认为是"21世纪的临床医学"[100]。循证医学实践的基本步骤如下:第一,提出问题。针对具体的病人，提出疾病诊治中需要解决的问题。第二，检索文献。针对问题检索密切相关的文献，查找能够回答问题的最新、最可靠的科学证据。第三，系统评价。对通过检索获得的文献或证据进行真实性、可靠性和适用性的严格评价，即系统评价，得出最佳证据。循证医学观点认为，即使是正确的单一研究也难免偏颇，而综合所有最佳研究的荟萃分析，才能获得更全面、更真实可靠的结论。第四，应用最佳证据。结合临床经验，将最佳证据用于临床决策，对病人做出处理。第五，对临床处置的结果进行再评价，形成新的科学证据。

而信息专员要做的就是第二步和第三步，即查找最佳证据。证据是EBM的基石，它来源于设计合理、方法严谨的随机对照试验（RCT）及对这些研究所进行的系统的、综合的定量合成分析（Meta-analysis）结果，并对相关结果进行科学的评价以获取最佳证据。RevMan软件是制作、保存和更新cochrane系统评价的专用软件，信息专员利用此软件制作系统评价，进行meta分析，并可用MetaView将分析结果以图表形式展示给用户，具体服务模式见表31。

表31 临床诊断阶段循证医学考证模式

服务模式	专员询问	用户提问
服务内容	针对用户提出的问题进行循证医学考证	建立临床诊断信息机构知识库
服务形式	邮件、电子文档、纸版报告、图表形式	
信息资源	Cochrane、OVID数据库	
协同机制	信息专员与专业人士、医生相互合作，优势互补	
反馈评价	与用户随时沟通，了解用户的评价和满意度	

将所有为用户整理的经过循证医学考证的证据分门别类纳入临床诊断信息数据库，这样既很好地保存了结果，又方便用户以后的查找，大大节省了双方的时间。

4.1.4 临床诊断阶段现场服务模式

每位患者都有其疾病独特的临床表征，当诊断不明的患者出现时就需要与外院专家共同商讨和确定患者所患为哪种疾病，出现争议时，信息专员需记录问题，之后进行文献查找和循证医学考证，整理成电子文档以邮件的形式发送给专家。

表32　临床诊断阶段现场服务模式

服务模式	参与查房和临床会诊
服务内容	记录查房和临床会诊过程中遇到的疑难问题
服务形式	邮件、电子版文档
信息资源	医学数据库和网络资源

4.1.5 临床诊断阶段评价服务模式

对于医务工作者来说研究证据是他们进行决策的重要信息来源之一，系统综述（systematic review）被公认为是客观地评价和综合针对某一特定问题的研究证据的最佳手段。Meta分析作为系统综述中使用的一种统计方法，在医学研究领域也得到了广泛的应用。针对诊断标准不明确的问题，信息专员与医生共同明确检索策略和选择标准，运用严格的评价方法进行定量研究，对某种疾病的诊断标准进行Meta分析。

医生熟练掌握和运用鉴别诊断是提高诊断符合率和治愈率的前提，是减少误治和漏诊的基础。在鉴别诊断方面，信息专员负责评价对于鉴别诊断最有意义的检查及化验等，为其提供整理好的相关研究报告。

表33　临床诊断阶段评价服务模式

服务模式	评价研究证据
服务内容	对某种疾病诊断标准的Meta分析，寻找最有价值的症状及阳性体征，寻找典型的疾病普特征和流行病学特征，鉴别诊断中最有意义的检查及化验等

续表

服务模式	评价研究证据
服务形式	系统综述，经过 Meta 分析之后的研究报告
协同机制	信息专员与医生互相合作，优势互补
反馈评价	完成报告过程中，与医生进行反复交流

4.2 治疗阶段服务模式设计

怎样对患者进行疾病分型，如果进行药物治疗，医生需要了解患者的药物过敏史等信息，医生需要信息专员为其提供辅助信息，针对影响患者达标因素对其进行药物干预，实施个体化指导并评价信息服务效果，为临床治疗提供帮助；如果进行手术治疗，患者最适合哪种手术，每种手术的风险有多少，这些都需要信息专员为医生查找和提供相关信息。治疗方案的选择，药物的选用及不良反应，都会影响医生的每一步决策，为进一步实现患者安全、有效、合理的治疗，医生的临床经验和病人的选择以及信息专员的介入和参与，进行临床决策，进而优化治疗方案，提高医疗质量，都具有重大临床意义。

4.2.1 治疗阶段信息咨询服务模式

医生能够及时了解最新的治疗方法以及操作方法对于患者来说是最大的福音，具体服务模式见表34。

表34 治疗阶段信息咨询服务模式

服务模式	科技查新	参考咨询	文献传递	信息素养教育
服务内容	疾病的最新治疗方法	关于治疗方法查询的相关问题	根据用户需求	最新治疗方法的获取途径，各种工具书或操作手册使用方法的培训

续表

服务模式	科技查新	参考咨询	文献传递	信息素养教育
服务形式	邮件、word 或 excel 形式的电子文档			培训、讲座
信息资源	Pubmed、medline、ACS、scifinder、STN 等数据库			自制视频、网络资源

4.2.2 治疗阶段融入科室服务模式

信息专员将自己作为一员嵌入到科室中，化被动为主动，全程与用户进行沟通与交流，及时对用户需求进行跟踪和挖掘，调整服务策略和服务内容。通过用户定制，定期推送所在学科的最新研究动态，每种治疗方法的文献综述，每种治疗方法的副作用，向医患人员提供其所需的临床实验信息数据库的更新内容等信息。

表 35 治疗阶段融入科室服务模式

服务模式	定题服务	推送服务
服务内容	每种治疗方法的文献综述，每种治疗方法的副作用，某种疾病的常见治疗方法	临床实验信息数据库的更新内容，最新的治疗方法
服务形式	文献综述	邮件、群共享文件
信息资源	ClinicalTrials.gov、Consensus Statements	

4.2.3 治疗阶段循证医学考证服务模式

信息专员最需要做的是用户认为最为重要的 systematic review，医学上称为系统评价的工作，是对循证医学中的介入治疗的疗效做系统的调研和分析。

表36　治疗阶段循证医学考证服务模式

服务模式	专员询问和用户提问
服务内容	根据用户需求收集关于某种疾病治疗方法的最佳证据
服务形式	邮件、电子文档、纸版报告
信息资源	controlled trials、clinical trials、cochrane、OVID、万方、CBM、CMCC、中国循证医学中心等数据库

4.2.4　治疗阶段现场服务模式

专科会诊是邀请某个专科医师或临床药师参与，比如某肿瘤科患者，同时患有严重高血压、糖尿病，肿瘤科医生使用了自己所掌握的药物后，疗效不佳，这时候就对特定专科疾病药物治疗产生了需求，需要进行专科会诊。让信息专员参与临床会诊，目的是优化临床治疗方案，提高临床治疗水平，进而保障医疗质量安全，具体服务模式见表37。

表37　治疗阶段现场服务模式

服务模式	参与临床会诊
服务内容	记录出现的疑难问题，进行文献查找及考证，优化治疗方法
服务形式	邮件、电子文档、纸版报告
协同机制	与各科室专家进行讨论，共同确定最优治疗方案

4.2.5　治疗阶段评价服务模式

治疗某种疾病的药物总会推陈出新，但是新药的疗效却不一定好，因此，信息专员需要根据用户提供的临床数据对新药的疗效进行评价。同样，对手术疗效也要进行评价，为标准化治疗流程提供依据。

表38　治疗阶段评价服务模式

服务模式	评价新型治疗方式
服务内容	评价新药疗效，评价手术疗效
服务形式	研究报告
信息资源	SciFinder、STN、ThomsonPharma、ESI、JCR、web of science 等数据库

4.3　康复阶段服务模式设计

在医疗和康复领域需要建立有关功能与健康的信息标准，以便收集、存储、交换和统计分析个人健康信息，为制定相关政策提供数据支持[101]。建立规范性康复诊疗业务流程标准，实现患者从发病到回归家庭的完善康复诊疗流程，根据科学的标准建立评价系统，整理进行严格分析与评价的临床实践证据，制定临床诊疗的规则，提升临床诊疗水平，提供康复治疗疗效。从而达到降低干预费用，优化医疗与康复资源的目的[102]。信息专员的服务从以下五种模式展开。

4.3.1　康复阶段信息咨询服务模式

医生需要及时了解针对特定疾病的康复治疗方法，剔除陈旧且弊端多的老方法，让患者以更快的速度恢复到健康的状态，具体服务模式见表39。

表39　康复阶段信息咨询服务模式

服务模式	科技查新	参考咨询	文献传递	信息素养教育
服务内容	每种疾病康复所对应的最新治疗方法	关于康复治疗方法查找的问题	根据用户需求	如何快速有效地查找有关康复的文献
服务形式	邮件、电子或纸质文档			培训、讲座
信息资源	Pubmes、Medline、中国残疾与康复数据库等			网络资源，自制视频

续表

服务模式	科技查新	参考咨询	文献传递	信息素养教育
协同机制	通过信息专员与医生的合作为患者制定康复计划，以及患者和患者家属的配合执行			根据用户需要提供适时地培训

4.3.2 康复阶段融入科室服务模式

康复诊疗流程需要规范化和标准化，这样才能进一步提高康复诊疗的效果。信息专员需要把文献中表述的不同康复治疗手段的预期效果和规范进行整合，同时把深层次的康复医学知识开发，进行知识重组与整合，提供给医生作为参考。

表40　康复阶段融入科室服务模式

服务模式	定题服务	推送服务
服务内容	各种方法的整合规范，不同康复治疗手段的预期效果	及时地推送每种疾病康复所对应的最新治疗方法
服务形式	邮件、电子或纸版文档	

4.3.3 康复阶段循证医学考证服务模式

康复科学涉及面广泛，其病种和患者来自和渗透临床各个科室[103]，信息专员要对功能评定、运动疗法、教育、心理康复等进行循证医学的考证，对临床实践证据和不同康复治疗手段的循证医学证据进行分级。

表41　康复阶段循证医学考证服务模式

服务模式	专员询问和用户提问
服务内容	功能评定、运动疗法、教育、心理康复
服务形式	证据分级整合报告
信息资源	Cochrane 协作网、OVID 数据库

4.3.4 康复阶段现场服务模式

康复是一个长期的过程，需要不断收集患者在康复过程的信息，信息专员对这些信息进行分析和整理，为医生制定规范化的康复流程提供依据。

表42　康复阶段现场服务模式

服务模式	参与对患者的长期随访
服务内容	收集患者反馈结果，分析归类疗效信息
服务形式	研究报告
信息资源	通过电话或走访的形式与患者及患者家属访谈得到信息

4.3.5 康复阶段评价服务模式

康复科患者多需要较长随访期才能获得准确结果以及患者功能恢复评定的特殊性等特点，经常使用的某些疗法的效果在早、中、晚期会呈现不同表现，这就需要信息专员随时收集、分析、整理关于患者恢复的信息，由于主观和客观功能评定的差异，信息专员要对文献结果进行筛选式比较，评价康复疗效，给医生最终确定一种准确的临床方法来验证结果。

表43　康复阶段评价服务模式

服务模式	评价康复治疗疗效
服务内容	评价临床实践证据，评价康复疗效
服务形式	评价报告

4.4　护理阶段服务模式设计

知信行模式是人类行为改变的3个过程，即获取知识、产生信念及形成行为[104]。传统健康教育仅强调告知病人疾病相关知识，如口头讲解、图文宣传、发放健康小册等。病人由于主观因素和客观环境的影响，对已获取的知识可能无法全面、准确地感知及认识。在知识服务过程中，通过研究影响病人的各种因素，将这些信息进行收集、加工整理、分析综合，使无序的信息变为有序，使固化的知识变得灵活，并融入医生的个人智慧和能力，使专业化的知识变得生动且易于理解，促进病人和家属认识该疾病，使病人对于自身价值和对疾病治疗信心的正向认同得以提高，从而产生改变健康行为的信念。其次，知识服务强调以帮助病人解决问题为宗旨，充分利用知识、人力和设备等各种资源，通过成立知识反馈系统，例如建立质量反馈表、满意度调查表等评估病人对个性化知识服务的满足程度，使病人得到主动、全面、连续的服务，促进病人健康行为的形成。

临床护理路径是一种新型的护理工作模式，能指导护士有预见性的、主动地开展工作，使患者自觉、主动参与疾病的护理与治疗[105]。临床护理路径的最大特点是以患者为中心，由不同的医生和其他相关医务人员如护士、营养师、心理咨询师等整合成一个医疗团队，经由充分沟通协调后，依据相同的路径去实施医疗照顾行为与计划，并随着医学的进步与发展，持续不断的评估及修正路径[106]。健康教育临床路径是为满足患者对健康教育的需求，依据标准健康教育计划为某一类疾病患者指定的在住院期间进行健康教育的路线图或表格[107]。

为了进一步提高护理质量，建立信息专员参与医生制定健康教育路线图的服务模式，信息专员深入了解患者的全方位信息，包括病情变化汇报、患者心理变化反馈、辅助治疗安排、辅助治疗结果反馈、家庭经济状况、患者工作停滞对其影响、家属对患者支持情况等，这些信息对患者进行健康教育方案的调整十分重要。患者不再是机械地执行医嘱，医生对于患者的信息也不再仅仅局限于初始的了解，而是对其持续照护、观察及动态地了解患者的信息变化，提升了整体护理的内涵，同时帮助人们做出更好的决策来维持和提高健康水平。

4.4.1 护理阶段信息咨询服务模式

信息咨询服务模式主要是通过改善医生对患者进行健康教育的方式，同时结合反馈回来的患者需求，辅助医生建立每位患者的最佳临床护理路径，最终达到影响患者行为的目的，具体形式见表44。

表44 护理阶段信息咨询服务模式

服务模式	科技查新	参考咨询	文献传递	信息素养教育
服务内容	最新的临床护理路径，寻找最适合患者的健康教育方式	关于患者信息动态变化的问题	根据用户需求	培训用户如何高效查找和使用常用健康教育信息网站，如何判断健康信息资源的教程等网站链接
服务形式	邮件、电子文档			讲座、培训
信息资源	常用医学数据库和网络资源			
协同机制	信息专员和医生组成团队，通过查房和走访了解患者信息，为其制定个性化的健康教育路线图			信息专员负责反馈患者需求和问题
反馈评价	以口头询问的方式来了解患者是否满意为其制定的临床护理路径，并根据患者反馈来进一步完善			根据医生反馈进一步完善服务

4.4.2 护理阶段融入科室服务模式

首先和医生沟通，了解医生对于患者的信息需求，对收集信息内容进行准确定位，之后以询问和走访的形式收集信息，信息专员把收集的患者信息加工整理，提炼出信息主体移交给医生。信息专员还可在医院网站上建立一个健康教育的门户，提供心理健康及疾病健康教育等可链接的网站、国家级公共卫生网站，以及准确可靠的一般水平健康信息网站链接和简介等，方便医生和患者查看。

表 45 护理阶段融入科室服务模式

服务模式	询问与走访
服务内容	通过询问患者及患者家属，收集患者信息
服务形式	整理成 word、excel 等形式的文档
信息资源	MedlinePlus、PubMed 等医学数据库
协同机制	信息专员、医生和患者的三方协作

4.4.3　护理阶段循证医学考证服务模式

如今，网络健康教育资源非常丰富，国内护理领域系统评价、Meta 分析文献数量也逐年增多[108]，但其研究质量都参差不齐。信息专员更新方法学和报告学的相关知识，包括文献检索、质量评价方法、结果分析以及撰写报告的方法等，以确保研究结果的准确性和可重复性，促进我国循证护理的发展。

表 46 护理阶段循证医学考证服务模式

服务模式	专员询问和用户提问
服务内容	促使医生应用最佳证据指导临床
服务形式	证据评价研究报告
信息资源	Cochrane、OVID、数据库
协同机制	信息专员与医生相互合作，优势互补

4.4.4　护理阶段现场服务模式

跟随医生查房，随时记录患者信息及其动态变化，如病情变化汇报、辅助治疗结果反馈、辅助治疗安排落实、家庭经济状况、患者心理变化反馈、患者工作停滞对其影响、家属对患者支持情况等，同时对缺失信息进行补充，参与医生制定健康教育路线图。

表47　护理阶段现场服务模式

服务模式	参与医生查房
服务内容	收集医生反馈的患者信息，整理分析，为制定患者的健康教育路线图做基础
服务形式	病情变化汇报及患者信息反馈报告
信息资源	对患者及其患者家属的访谈

4.4.5　护理阶段评价服务模式

信息专员在帮助医生提高运用循证医学的能力和技巧的同时，还要为医生和患者提供评估过的网络健康信息的资源，把控信息质量，做到医生与患者的信息对称，使得护理管理过程中更好地实现护理质量的标准化和数据化，依据相同的路径去实施医疗照顾行为与计划，并随着医学的进步与发展，持续不断的评估及修正路径，从而切实提高临床护理水平。

表48　护理阶段评价服务模式

服务模式	评价临床护理路径
服务内容	评估临床护理路径的效果，评价健康教育资源质量
服务形式	评价报告
信息资源	健康教育网络资源查询数据库
协同机制	信息专员与医生、护士、患者及患者家属的多方协作
反馈评价	依据患者对护理疗效的反馈，评估临床护理路径，不断地修正路径

4.5　预后判断阶段服务模式设计

临床实践中常常涉及如何估价疾病的预后，例如患者的病情是否严重、能否痊愈或引起残疾、病程将持续多久等，这些都是医生、患者及亲属十分关心的问题。医生及时、准确地选择合适的监测指标并进行正确的解读，对预后判断至关重要。准确的判断预后为提早干预调整诊疗计划提供了重要的保障。信息专员将从以下几个视角为医生提供服务。

4.5.1　预后判断阶段信息咨询服务模式

为了提高医生对患者预后判断的准确性，信息专员需要为其查找关于指标选择的最新标准供其阅读，还要教授用户如何高效地查找关于预后判断的文章，具体服务模式见表49。

表49　预后判断阶段信息咨询服务模式

服务模式	科技查新	文献传递	参考咨询	信息素养教育
服务内容	如何提高预后判断的准确性	根据用户需求	解读预后判断检测指标的选择标准	高效检索关于预后判断的文献
服务形式	文献列表、邮件		实时咨询平台、邮件	培训、讲座
信息资源	常用医学数据库			医学教学论坛等网络资源、自制视频

4.5.2　预后判断阶段融入科室服务模式

信息专员融入科室的目的就是为了能够及时了解医生的信息需求，为其更准确地做预后判断提供疾病的发展规律、不同治疗方法的预期疗效等文献，相关疾病自然史的整合报告等，根据用户需求定期为其推送相关文献。

表50 预后判断阶段融入科室服务模式

服务模式	定题服务	推送服务
服务内容	疾病的发展规律及自然转归，相关疾病自然史的整合报告，不同治疗方法的预期疗效，不同治疗方案的不良反应、并发症，导致各种不良事件的风险因素，康复所需要的时间等	根据用户需求推送相应文献或报告
服务形式	文献列表，研究报告	邮件，实时交流平台

4.5.3 预后判断阶段循证医学考证服务模式

在疾病预后判断的循证实践中，包括寻找证据、确定证据和遵循证据三个环节。临床医生面临预后判断的问题时，首先需要将问题转变成根据研究可以回答的问题，确定需要的证据级别和需要什么检索资源，然后与信息专员一起制定检索策略，信息专员按照检索规则进行有效地检索与归纳，遵循预后评价原则，判断研究结果的真实性，将证据整合后提交给医生，为其提供临床参考依据，医生再结合患者情况，确定是否使用证据，这就是预后研究的循证过程[109]。预后研究文献的结果是否能作为证据用于临床，应该按照预后文献的6条评价原则[110]，严格评判后方可确定。所获得的文献质量，将直接影响提供给患者及家人证据的真实法和可靠程度。预后证据的临床应用需要进行不断地总结、评价、修正和完善，具体服务模式见表51。

表51 预后判断阶段循证医学考证服务模式

服务模式	专员询问和用户提问
服务内容	按照用户需求检索预后证据，评价证据
服务形式	评价证据列表
信息资源	Medline、Pubmed、AMED、cochrane 等数据库，ACP JOURNAL CLUB、Healthster、Clinical Performance and Quatlity Healthcare、Current Contents、DoH-DATA 等期刊

服务模式	专员询问和用户提问
协同机制	信息专员与医生、患者的三方协作
反馈评价	通过对患者的长期随访,将预后信息反馈给医生,为完善临床应用提供依据

4.5.4　预后判断阶段现场服务模式

根据患者的反馈信息,引入"预后和预测"评估体系,提高医生预后判断准确性。

表 52　预后判断阶段现场服务模式

服务模式	参与医生查房
服务内容	随时记录患者信息,分析整理后输入预后评估系统供医生查看
服务形式	病情变化汇报及患者信息反馈报告

4.5.5　预后判断阶段评价服务模式

医生对于预后判断并不一定是百分之百准确的,出现偏差之后,要找到原因,然后由信息专员通过查找文献,对方法进行再次评价,不断地调整及完善,提高准确率,最后达到让患者和医生都满意的程度。

表 53　预后判断阶段评价服务模式

服务模式	专员询问与用户提问
服务内容	评价出现偏差的预后判断的方法
服务形式	参考文献列表及评价家报告
反馈评价	通过对患者预后效果的观察和访谈,了解医生预后判断的准确性,调整及完善判断方法

4.6　临床实践指南服务模式设计

美国医学研究所（Institute of Medicine，IOM）2011年发布的指南相关报告中指出：当有足以改变指南重要推荐意见的新证据产生时，指南制定者应及时对指南进行更新[111]。若指南不纳入最新的研究证据，不仅最新的研究成果得不到传播和利用，造成对医疗资源的浪费，而且其过时的推荐意见可能对临床实践产生误导[112]。截至2012年底，我国已有近400部临床实践指南在同行评审期刊发布，而且近3年每年发表指南平均超过30部[113]。新增指南和对于原有指南内容的修改对于医生来说都是不可缺失的信息，信息专员对指南质量的把关，对更新指南的推送都会辅助医生根据临床情况制定出恰当的指导意见。

世界著名心内科专家美国佛罗里达大学医学院C. Richard Conti教授在报告中说过这样一句话："一个好医生应该是一个教育家"，而信息专员的参与就是帮助医生成为一位教育家，去影响患者的一言一行。

4.6.1　临床实践指南信息咨询服务模式

美国医学会和美国卫生健康计划协会联合制作的国立指南库（National Guideline Clearinghouse，NGC）是目前全球具有影响力的临床实践指南数据库之一，其他临床实践指南的主要资源有：加拿大医学会临床实践指南（Canadian Medical Association：Clinical Practice Guidelines，CPG）、苏格兰学院间指南网络（Scottish Intercollegiate Guidelines Network，SIGN）、新西兰指南组织（New Zealand Guidelines Group，NZGG）等。以NGC为例，该数据库提供结构式摘要，并可对指南之间进行比较，对指南的参考文献、制作方法、指南的评价和使用等都提供有链接、说明或注释等功能，信息专员帮助用户了解并使用数据库的每项功能，并负责回答用户对于数据库使用方面的疑问。NGC的更新时间为每周更新，信息专员帮助用户订阅更新服务，可定期收到更新指南邮件，具体服务模式见下表。

表 54　临床实践指南信息咨询服务模式

服务模式	科技查新	参考咨询	文献传递	信息素养教育
服务内容	最新临床实践指南	建立畅通的沟通渠道，及时解答用户的相关问题	根据用户需求	如何使用临床实践指南数据库以及 GRADE，指南评价工具的使用
服务形式	Excel、Word 形式的指南清单	邮件、电话、咨询平台、	全文链接、电子文档	培训、讲座
信息资源	Pubmed、NGC、CNKI、CBMdisc、CPG、SIGN、NZGG 等数据库			网络资源、同行经验
协同机制	信息专员了解科室所需指南，及时与科室成员沟通			
反馈评价	根据用户反馈随时调整服务内容			

　　国际公认的分级系统——GRADE[114]对指南的证据质量和推荐意见进行了分级，GRADE 中国中心也会定期发布中国临床实践指南质量报告和指南方法学相关论文，信息专员要向用户介绍此系统并讲解如何使用。指南质量评价工具（Appraisal of Guidelines for Research and Evaluation II，AGREE II）是一款评价指南的软件，信息专员在给用户培训的时候着重介绍此工具的使用方法，同时把讲解视频放在网页上，用户可随时观看。根据用户对视频的点击量或者下载次数来了解用户的使用情况，也可通过培训结束后口头询问的方式来了解讲座的效果和用户的感受。

4.6.2　临床实践指南融入科室服务模式

　　通过融入科室，与用户的即时交流，本着指南手册的宗旨，信息专员就用户所关注领域的问题制定高效的检索策略并选择合适的数据库，进行系统、全面的检索，从而保证指南中的每一条推荐意见均是基于当前最佳证据的综合[115][116]，将各种疾病最佳临床科学证据进行整合后的研究报告提供给用户。用户可以对某种疾病的临床实践指南进行定制，一旦有更新，信息专员便将更新的指南推送给用户。

表 55　临床实践指南融入科室服务模式

服务模式	定题服务	推送服务
服务内容	疾病的最佳临床科学证据，证据检索	根据用户定制为用户推送最新临床实践指南
服务形式	研究报告	邮件、excel 或 word 文档
信息资源	NGC 等指南数据库	
协同机制	信息专员与用户共同制定检索策略	
反馈评价	根据用户反馈及时调整	

4.6.3　临床实践指南循证医学考证服务模式

长期以来，医疗相关部门和管理机构制定指南都是通过收集不全面的临床试验或专家意见而完成，在医疗资源有限的情况下，如何满足人们日益增长的健康需求刻不容缓。循证医学的出现为解决这一矛盾开辟了新的思路，尤其是循证医学临床实践指南能更合理地制定临床决策，并减轻患者的医疗负担。好的指南必须使用循证医学的原则和方法加以制定和完善，而临床医生工作繁忙、时间有限，详细了解循证临床实践指南的产生、制作过程几乎不太可能，如何快速有效的查找和利用循证临床实践指南少见报道。

撰写循证临床实践指南的过程包括提出相关临床问题，系统检索文献，使用正确的方法对证据的级别进行评分，再根据证据的级别和强度提出推荐意见[117]。信息专员根据用户指出现有指南的不足，与用户一起制定检索策略，进行相关文献检索和证据筛选，综合研究出最佳临床证据。

表 56　临床实践指南循证医学考证服务模式

服务模式	专员询问和用户提问
服务内容	现有指南还存在哪方面不足
服务形式	最佳临床证据的列表
信息资源	NGC、CPG、SIGN、NZGG 等数据库
协同机制	信息专员与医生共同合作，优势互补

4.6.4　临床实践指南现场服务模式

在指南的指导下，医生会根据患者的临床表征做出最恰当的处理，但当指南的实践效果出现偏差时，说明该指南需要修正，此时，信息专员是记录下出现偏差的地方，以便后续研究。

表 57　临床实践指南现场服务模式

服务模式	跟随医生进行指南实践
服务内容	记录指南出现偏差的地方，而后进行文献查找，为指南的修正提供依据
服务形式	指南出现偏差的研究报告以及文献列表
信息资源	Pubmed、embase、OVID 以及其他网络资源

4.6.5　临床实践指南评价服务模式

与国际指南相比，国内指南的总体质量偏低，制定方法缺乏科学性和规范化，对指南的推广使用造成一定障碍[118]。所以，医生在阅读该领域指南之前，需要信息专员对指南的质量进行评价。信息专员要评价指南在阐述总目的、所涵盖的卫生问题及所应用的人群是否清晰明了，阐明目的和范围有利于指南使用者快速准确获取所需指南；还需评价指南在制定过程中各步骤的严谨性，包括证据的检索、证据选择标准的描述、推荐意见形成的描述、形成推荐意见时是否考虑了对健康的风险及副作用、推荐意见与证据之间的关系、专家的外部评审和指南更新的步骤，推荐意见应该明确不含糊，同时应根据不同的情况给出不同的推荐意见；最后，还要评价指南是否描述了应用的优劣势、应用时潜在的资源投入问题、应用时的监控和审计标准，赞助单位的观点是否影响了指南的内容和阐述[119]，具体服务模式见表58。

表58　临床实践指南评价服务模式

服务模式	评价指南
服务内容	评价指南的目的、范围，制作过程中的参与人员，制定的严谨性，表达的明晰性，在应用过程中的适应性、可行性和可信度，编辑独立性
服务形式	评价报告
信息资源	GRADE 系统
工具	AGREE Ⅱ
协同机制	信息专员与医生互相合作，随时沟通
反馈评价	采用口头询问、定期回访等方式，及时了解用户的满意度，调整服务内容

在信息专员的推动下，逐渐抛弃不规范指南，把制定规范、描述清晰、更新及时且推荐意见依据了最新研究证据的指南进行推广和使用[120]。

4.7　科研阶段服务模式设计

随着各种新技术为新型服务模式提供支持，多样化的服务面向用户更加多元化的信息需求。信息专员以用户为中心的发展策略贯穿到科研过程中的每一个环节，随时更新服务理念，深入推进服务。通过建立各种功能空间，利用智能化分析工具把综述性的情报分析与研究报告再次进行知识挖掘和知识分析。借助云计算技术构建移动式个人图书馆，设置虚拟图书社区[121]，把传统的固定服务、阵地服务完全转变为移动服务。

根据不同的科研内容，科研过程大致可分为立项查新、选题、撰写申请书、申报项目、项目实施、发表成果这六个研究阶段，用户在每个阶段都需要信息专员为其提供支撑服务，为此从以下五种模式为用户提供全方位的信息服务。

4.7.1 科研阶段信息咨询服务模式

科研小组在选题之前需要进行立项查新，需要信息专员帮助捕捉科研前沿性的课题，并找到立项依据。撰写申请书时要设计周密，尤其是目的和结果的一致性、可获得性和可预期性，通过课题实施所获得的结果必须能充分支持与研究目标相一致的结论，这些都需要信息专员整理出相关研究的系统综述。当前没有好办法治疗的疾病或是急需解决的临床问题当做选题时，也需要信息专员全面检索文献，准确地找到重要科学问题的切入点。CiteSpace 软件在文献挖掘中起着重要作用，利用该软件，信息专员可为用户展现医学学科领域的知识基础和研究前沿，挖掘其中的重要文献及其学术影响，并对新兴研究趋势进行可视化分析。此软件提取数据的特征和属性，用户得到的是可读、精炼、概括并可用于预测与决策的知识，同时通过用户知识的挖掘实现用户的关联分析和用户聚类，展现知识结构，分析发展趋势，具体服务模式见表59。

表59 科研阶段信息咨询服务模式

服务模式	科技查新	文献传递	参考咨询	信息素养教育
服务内容	最新的前沿研究成果，学科未来发展方向，相关研究领域的实时动态	根据用户需求及时提供所需期刊文献	关于申报项目、文献管理等一系列问题	特定数据库的使用方法及检索技巧，项目申报规范及技巧，文献管理软件的操作方法，如何追踪最新科研信息，文章写作技巧
服务形式	以文献管理软件为载体的文献列表，展示学科发展趋势的知识地图		人工智能咨询系统，实时咨询平台，邮件回复	讲座，培训（包括视频培训和当面授课）
信息资源	STN、NSTL、pubmed、medline 等数据库，科技部网站等网络资源			

续表

服务模式	科技查新	文献传递	参考咨询	信息素养教育
工具	citespace、Refworks、Quosa、endnote、RefViz、noteexpress			
协同机制	由信息专员和课题组组成团队，通过科技处和其他网络资源了解申请项目的相关信息			
反馈评价	信息专员通过邮件、电话、口头等方式来了解用户对所提供的服务是否满意			

Endnote 和 NoteExpress 都是管理文献软件，信息专员负责讲解如何管理数以万计的文献，如何管理全文，如何管理阅读笔记，以及如何利用 Endnote 和 NoteExpress 来撰写论文，编排参考文献等。RefViz 是一款文本信息分析软件，可以根据文献标题和摘要信息进行文献分类，并指出文献间相互关系。信息专员可教授用户如何熟练掌握这个软件，怎样快速获取最重要的信息，为用户提供不竭的创新思路。Quosa 是一款全文分析软件，可以自动下载全文，并对全文进行分析，还可以提取已下载的 pdf 中的引文信息。综合利用以上三款软件，用户可以更好地分析和管理文献。

参考咨询方面，将人工智能咨询系统、用户的信息查询过程与知识库服务相结合，采用嵌入式技术将咨询服务接入用户信息查询的全部步骤和流程中[122]，把用户文献查新、检索数据库、项目申报的每一个步骤都嵌入咨询提问入口，系统中还设有常见问题列表，用户在提问时输入关键词即可，这不仅克服了地域的限制，还提高了网络咨询服务的效率。

4.7.2 科研阶段融入课题组服务模式

英国科学与技术设施研究理事会（STFC）提出了数字科研环境下的科研模型[123]，为了使信息专员的服务更加贴合我国医生的实际需求，本文将此模型作为基础稍做修改，把信息专员嵌入到课题组的工作流中，辅助课题组成员完成每一个环节的顺利进行，从立项查新、选题、撰写申请书，到申报项目、项目实施、发表成果的连续工作流，目的是实现 7 天*24 小时+360 度全方位的嵌入。信息专员与用户及时沟通，了解课题组的研究方向，通过扫描国内外研究热点，为课题组立项拓展思路；通过整理国内外发展水平的文献综述，帮助课题组调整项目申请方向，找到立项依据；通过了解国家重点支持方向、项目申报规范、项目书的最新格式和版本，为课题组申报项目提供信息支撑；通过实时文献追踪，了解国内外同领域的发展水平，保障项目的顺利实施；通过对同领域期刊的了解，帮助课题组选择合适的期刊发表成果；通过了解同领域文章发表状况，防止项目做到一半被人抢先发表了成果，为课题保驾护航。

表 60　科研阶段融入课题组服务模式

服务模式	定题服务	推送服务
服务内容	扫描国内外研究热点，最新申报信息，国家重点支持方向，项目申报规范，项目书的最新格式和版本，实时文献追踪	根据用户需求
服务形式	文献综述、研究报告	邮件、endnote 文献列表、群共享文件

4.7.3　科研阶段循证医学考证服务模式

采用循证医学的方法进行大样本、多中心、双盲、随机对照研究应成为临床科研的主流，临床科研观测的指标应主要是以病人为中心的预后指标，包括主要终点、次要终点和生活质量等[124]。对防治性临床科研而言，证据主要是系统评价及随机对照试验，在无法得到这两类文献时，应运用评价临床文献的正规方法，根据文献论证强度的大小，做出相应结论。运用循证医学思想指导课题组选题，搜集原始文献，大量掌握资料，通过分析从中找出研究线索和立项依据。当研究成果是阴性结果或与当前主流学术思想相悖，也要尊重事实。对观测指标做科学的整理及临床流行病学分析，以提高科研成果的质量和可靠性。

表 61　科研阶段循证医学考证服务模式

服务模式	专员询问和用户提问
服务内容	寻找最佳证据，分析观测指标
服务形式	系统评价
信息资源	Medline、pubmed、cochrane、OVID 等数据库

4.7.4　科研阶段现场服务模式

医学科学研究往往都是通过实验数据来支撑，实验的最初设计和最后结果不一致，实验没有做出预期效果的情况很多时候都会出现，这时候就需要信息专员为科研保驾护航，具体服务模式见表 62。

表 62　科研阶段现场服务模式

服务模式	跟随科研小组进行实验结果的记录与调整
服务内容	根据用户反馈记录实验出现偏差的地方，而后进行文献查找，为实验的修正提供依据
服务形式	实验数据出现偏差的研究报告以及文献列表

4.7.5　科研阶段评价服务模式

F1000（Faculty of 1000）是全球最大的由医学和生物学专家组成的，为科研人员和临床医生提供快速发现、评价和发表为一体的综合服务系统，该系统通过邀请超过 1 万名国际顶尖的医学专家和生物学家组成评估委员会，对世界顶尖生物、医学杂志最新发表的文章进行评定，目前该系统已经有超过 10 万次的不同评价[125]。F1000 最大的特点在于它汇集了生物和医学领域里的世界顶尖级专家进行评审，而且通过他们的专业经验，遴选出最具专业代表性的高级文章，以提供给广大医学和生物研究者参考[126]。

JCR 对包括 SCI 收录的 3500 种期刊在内的 4700 种期刊之间的引用和被引用数据进行统计、运算，并针对每种期刊定义了影响因子（Impact Factor，IF）等指数加以报道。

通过 SCI 的引文功能可以了解某一学科的发展过程。另外，使用 SCI 还可以了解到科学技术发展的最新信息，如：有没有关于某一课题的评论，某一理论有没有被证实，某方面的工作有没有被扩展，某一方法有没有被改善，某一提法是否成立，某一概念是否具有创新性等等。因此，SCI 也具有反映科技论文质量和学术水平的功能。

信息专员通过利用这三个工具，帮助用户评价期刊和文章的质量，对其进行分级，对课题组在查阅最新文献、跟踪国际学术前沿、科研立项以及在项目实施中及时了解国际动态都有很大帮助。

表 63　科研阶段评价服务模式

服务模式	专员询问与用户提问
服务内容	根据用户需求进行科研成果评价，期刊评价，论文评价
服务形式	文献列表，endnote 管理文献
信息资源	F1000、JCR、SCI
工具	Endnote

4.8　本章小结

本章从用户角度出发，在掌握用户实际信息需求的基础上，将信息专员服务与当代循证医学环境进行有效整合，根据临床诊疗的各个阶段和科研的整个过程，提出了信息咨询、融入科室、循证医学考证、现场服务和评价服务五种服务模式，从服务内容、服务形式、信息资源、利用工具、协同机制和反馈评价这六个服务要素详细描述了信息专员的服务，将信息专员嵌入到临床医生的工作流中，提高医生的个人信息素养，帮助用户在每个环节发现新问题、新目标，帮助用户快速有效地找到解决问题的新方法，最终使临床疗效达到持续改进和不断提高的目的。信息专员在培养医务工作者快速提取信息能力的同时，还要为临床医生的决策提供参考，成为他们的后备知识库。

5 实证研究及用户满意度调查

为了进一步验证信息专员服务模式的可行性,研究选取空军军医大学第一附属医院——西京医院骨科为试点机构。西京医院骨科由著名骨科专家陆裕朴教授于 1955 年回国创建,是国家级重点学科、教育部"211 工程"重点建设学科、"长江学者奖励计划"特聘教授岗位设置学科、国家卫健委药理基地临床研究学科,学科设置全面,在四肢创伤、显微外科、手外科、脊柱脊髓周围神经损伤、关节外科、微创骨科(关节镜、椎间盘镜)、脊柱畸形矫治、小儿骨科、骨肿瘤等领域均处于国际先进、国内领先水平[127]。

骨科是集医、教、研于一体的,由信息专员嵌入到骨科分科室—脊柱外科科室中,既是为临床医生提供信息服务,同时也是为科研小组提供信息服务。脊柱外科有医生 16 人,进修生 7 人,研究生 5 人,共 28 人,其中专家(副教授以上)3 人。通过实证研究来探索信息专员服务模式的可行性,同时搜集用户反馈,随时对服务模式进行调整和完善。实证研究包括了信息咨询、融入课题组、循证医学考证、现场服务、评价服务这五类服务。

5.1 临床与科研的实证研究

经过笔者与空军军医大学图书馆的沟通与协商,从该馆中选择 3 名优秀学科馆员,自 2014 年 3 月到 9 月为期六个月的时间,经过系统的培训，担任信息专员的角色，进驻到西京医院脊柱外科，严格按照本文制定的服务模式为科室的每一位医生提供信息服务。培训内容包括骨科专业知识的补充、统计分析软件的使用、如何挖掘用户的潜在需求、如何与用户有效地沟通、如何查找循证医学证据等一系列提高个人信息素养的课程，保障这3人基本能达到信息专员的水准并能够按照信息专员的服务流程实施服务。

5.1.1 信息咨询

（1）科技查新

科室中有一个科研组在进行国家自然科学基金项目的申报，课题为miR-129-5p在椎间盘退变中的作用及其表观遗传调控研究，科研组想要了解关于基因在椎间盘退变中影响作用的最新进展。信息专员为其提供了科技查新服务，与用户共同确定 intervertebral disc degeneration 和 gene 为主题词检索，时间限定为5年，检索数据库为 pubmed。

信息专员利用 CiteSpace（如图22）软件对以主题词检索的文献结果进行分析，关于基因在椎间盘退变应用研究的文献产出主要分布在"基因分型、肥大、生物合成、功能恢复"等学科领域。对检索的文献信息进行关键词共现网络分析，展现当前基因在椎间盘退变应用研究的知识结构如下图所示。共现网络形成大小聚类共141个。按照聚类大小和研究的相关度，结合 TF*IDF 算法和 LLR 算法抽取的标识词，选择频次排在前100名的主题词，整理出4个主要研究方向，代表了当前该领域研究的主要热点领域和基本的研究主题。从基因在椎间盘退变应用研究的主要领域来看，目前报道与椎间盘退变可能相关的基因可以分为以下几类：
1）结构基因：包括 ACAN（编码 Aggrecan）、COL1（编码 Type I collagen）、COL9（编码 Type IX collagen）、COL11（编码 Type XI collagen）、FN（编码 Fibronectin）、HAPLN1（编码 Hyaluronan and proteoglycan link protein 1）、THBS（编码 Thrombospondins）、CILP（编码

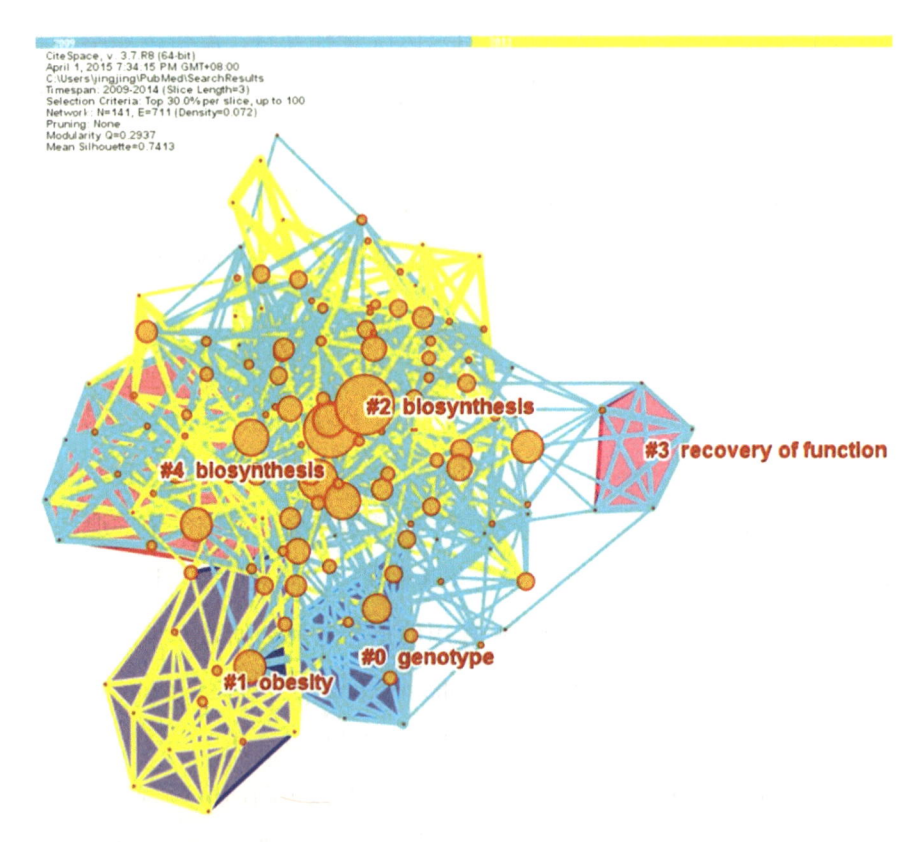

图 22　关键词聚类的 CiteSpace 主要应用研究方向（2009—2014 年）

Cartilage intermediate layer protein）、ASPN（编码 Asporin）；2）炎性因子基因：包括 IL1（编码 Interleukin-1）、IL6（编码 Interleukin-6）、COX2（编码 Cyclooxygenase-2）；3）分解代谢基因：包括 MMP1、2、3、9（分别编码 Matrix metalloproteinase-1、2、3、9）PARK2（编码 Parkinson protein 2, E3 ubiquitin protein ligase）、PSMB9（编码 Proteosome subunit b type 9）；4）抗分解基因：TIMP（编码 Tissue inhibitors of metalloproteinase）；5）其他：包括 VDR（编码 Vitamin D receptor）、GDF5（编码 Growth differentiation factor 5）、IGF1R（编码 insulin–like growth factor 1 receptor）[128]~[130]。基因因素是否是影响椎间盘退变的主要因素之一尚存争议。信息专员利用 CiteSpace 软件为用户展示了以知识单元为核心的知识地图，

发现了新的知识生长点，为用户开辟了研究新领域。

(2) 参考咨询

2014年3月信息专员建立了"西京医院脊柱外科信息服务"QQ群和微信群，通过这两个群对用户的问题更加及时地得到反馈，并且通过群共享功能共享课件、研究报告及视频讲座等，解决了由于用户时间有限无法及时检索信息，和地域的限制无法到医院参加培训等问题。同时还开设了信息专员咨询服务微信公众号，通过与技术人员的协作，把人工智能数据库嵌入到微信公众号中，系统会根据用户输入的疾病名称、药物名称、病症描述等关键词自行反馈答案，当用户没有得到想要的答案时，系统会接入信息专员人工咨询。信息专员定期收集、整理用户咨询问题，将相关信息提交给技术人员，由技术人员将数据输入数据库中，不断地完善咨询服务数据库。

(3) 文献传递

髓核细胞ECM的改变是椎间盘退变最显著的病理学改变之一，其中髓核组织正常情况下不表达的Ⅰ型胶原在退变情况下剧增，而原本在正常髓核组织中高表达的Ⅱ型胶原表达下调[131]，这种ECM胶原分布和含量的剧变导致了椎间盘生物力学特性的改变，最终导致了椎间盘退变的发生[132]，然而其确切的分子机制目前尚不明确。胶原与细胞之间的交互作用主要是由胶原的受体——整合素所介导的。整合素家族中，整合素α1作为Ⅰ型胶原和Ⅱ型胶原的受体，介导髓核及纤维环中细胞与胶原之间的黏附[133]。课题组前期的研究发现，在退变髓核组织中下调的23条microRNA中，miR-129-5p下调0.328倍[134]，根据相关生物信息学方法预测，COL1A1及ITGA1 mRNA是miR-129-5p的潜在靶基因，推测椎间盘髓核组织内Ⅱ型胶原及整合素有可能是受miR-129-5p的调控在IDD过程中出现异常高表达。为了进一步证明推测的正确性，课题组在进行实验的同时交由信息专员来进行此推测的文献查找及传递。

为了证明上述命题，信息专员与用户明确了在正常及蜕变髓核组织中，miR-129-5p 及 COL1A1、ITGA1 的表达和分布有何差异，拟从 miR-129-5p 及其靶基因、靶蛋白在人体髓核组织内的表达；miR-129-5p 的体外调控；miR-129-5p 的体内调控以及 miR-129-5p 的上游 DNA 甲基化调控几个方面来证明上述假说。但是从信息专员提交给用户的文献报告来看，科研小组最初推测的 II 型胶原并不会出现异常表达，而是 I 型胶原出现异常表达的概率很大。科研小组及时调整了实验方向，大大节省了时间。同时，信息专员借助于第三方提供的云存储服务，定期将文献报告上传，方便用户阅读。

（4）信息素养教育

通过口头询问和填写调查问卷（调查问卷见附录3）的方式，收集用户对讲座内容的喜好，挑选用户所占百分比最高的三类内容进行培训。

表64　用户愿意参与讲座所占百分比

讲座内容	所占百分比
endnote 软件的介绍和使用	83.26%
noteexpress 软件的介绍和使用	53.23%
RevMan 软件的介绍和使用	13.28%
Pubmed、medline 数据库功能的介绍和使用	76.39%
OVID、Cochrane 数据库功能的介绍和使用	48.23%
针对治疗、诊断、预后判断、指南、循证医学方法学等检索策略的制定	69.93%
撰写系统评价的步骤	59.35%
检索循证医学证据的思路与步骤	42.39%
指南评价工具 AGREE II 的使用	24.38%

信息专员对脊柱外科科室一共进行了3次培训服务，培训应用户要求，主要是讲解 Endnote 和 Noteexpress 软件的使用，Pubmed、Medline 数据库功能的介绍和使用，针对治疗、诊断、预后判断、指南、循证医学

方法学等检索策略的制定。

5.1.2 融入课题组

信息专员通过融入课题组，为用户提供了领域定题文献搜索和学科信息分析，对指导临床发挥了重要作用。

（1）定题服务

脊髓型颈椎病手术方式的选择尚存争议，如何选择最合适的手术入路和手术方式以达到最理想的手术效果在学界还是颇具争议的。用户的目的是希望信息专员能够提供脊髓型颈椎病每种手术入路方式的优势，以便更好地指导手术方案的制定，信息专员提供了针对性的定题服务。通过文献查新及信息归纳总结，信息专员认为脊髓型颈椎病手术入路主要包括前路、后路及前后路联合入路。前路手术的主要优势包括：创伤小，出血少，手术时间短；直接减压彻底；能够有效恢复颈椎前凸；术后无轴性症状及颈5神经根麻痹等并发症。其主要的缺点在于：手术操作难度大；有可能引发灾难性的并发症；无法有效扩大椎管容积；手术视野受限等。前路手术又可主要分为ACDF和ACCF两种术式，当压迫脊髓或神经根的致压物来自椎间盘或靠近椎间隙，一般选择ACDF，而椎间隙和椎体后缘都狭窄时，多选择ACCF。ACCF由于要切除多个椎体，椎间跨越节段较大，容易造成植入物移位及假关节形成。后路手术的优势在于：可以有效扩大椎管容积；间接减压，手术直接损伤脊髓可能性小；一次手术可以解除多节段压迫。其主要的缺点包括：术后轴性症状及颈5神经根麻痹发生率高；间接减压不如直接前路减压彻底充分；牺牲了颈椎的部分活动度等。后路手术主要包括椎板成形术及全椎板切除减压植骨融合内固定术。椎板成形术可以在减压的同时有效保留颈椎活动度，患者术后生存质量高。然而由于其减压依赖"弓弦原理"，所以不适用于颈椎生理曲度消失甚至反曲的患者；并且由于术后颈椎存在活动度，所以不适用于颈椎不稳的患者。针对颈椎反曲或者不稳的患者，则更适合做全椎板切除减压植骨融合内固定术。

由此，信息专员总结出颈椎病手术方法选择的方案[135]：对于仅涉及1~2个节段的脊髓型颈椎病多采用前路手术，前路手术首选 ACDF，如果压迫来源于椎体后方巨大骨赘或椎间盘突出掉落至椎体后缘等情况，则选取 ACCF。涉及3个及3个以上节段的脊髓型颈椎病多采用后路手术。无明显颈椎反曲或颈椎不稳的患者首选椎板成形术。如果存在颈椎反曲或颈椎不稳则选用全椎板切除减压植骨融合内固定术。

此外，在定题服务过程中，信息专员及时与用户沟通反馈，定期为用户提供文献进展报告，通过情报调研式研究，信息专员还进一步提出了"两种颈后路手术治疗多节段脊髓型颈椎病的临床疗效对比"这一课题，这是一个全新的研究点，交由一名硕士研究生进行研究，并发表了文章[136]。

（2）推送服务

在信息专员和临床医生的沟通和观察中发现，用户除去出门诊和为患者做手术的时间，很少会利用电脑阅读之前学科馆员推送的邮件内容，而是更偏向于使用携带方便的移动设备。为了进一步提高服务质量，让推送服务起到切实有效的作用，信息专员通过筛选和评价，选出了2个口碑较好的医学 APP-丁香客和医树，两款软件都是为医生群体提供的生物医药类垂直社交工具。信息专员利用微信社交平台，在朋友圈对用户进行推送，或是直接把微信公众号发给用户，让用户根据自己的需求自行订阅。

而科研小组人员的信息行为与临床医生相比还是有很大不同的，用户在实验室结束实验之后都会回办公室重新整理实验数据，并查阅相关文献，确保下一步实验按照预期计划实行。信息专员抓住这个特点，根据用户需求的频率，把课题组需要的相关文献和报告在下午4点~5点这个时间段进行推送，确保用户能看到邮件。报告内容包括最新研究动态、各个学科当前以至将来的研究热点，预测学科的发展方向，该领域的核心信息源等。

5.1.3 循证医学考证

颈椎后纵韧带骨化症（ossification of the posterior longitudinal ligament，OPLL）是指颈椎后纵韧带发生异位骨化改变，骨化灶不断生长引起颈椎管狭窄，继而导致颈脊髓受压而产生一系列临床症状的疾病，在亚洲国家中发病率较高，保守治疗通常无效，多需要手术治疗。而手术干预治疗颈椎后纵韧带骨化症的文献多为回顾性病例研究，没有证据表明手术治疗一定减轻患者病症。用户提出让信息专员帮助寻找最佳手术治疗颈椎后纵韧带骨化症方式，为药物干预治疗的随机对照研究提供更为确凿的证据。

（1）资料与方法：

研究设计：纳入临床 RCT，排除数据不全、无原始数据、重复发表的低质量研究。研究类型是已发表的颈椎后纵韧带骨化症的所有研究，每个独立研究的研究方法及评估方法相似。

一般资料：经骨科的检查确诊颈椎后纵韧带骨化症的患者。

干预措施：其他药物治疗对照组与生长因子联合其他药物或单独治疗为治疗组，治疗颈椎后纵韧带骨化症。

结局指标：可对收集的资料，采取定性或定量的方法进行分析，疗程结束后比较两组的治疗效果。

（2）文献检索策略

检索的数据库包括 CBMdisc、维普全文数据库、Cochrane Library、PubMed、Embase、其他相关数据库、高质量文献的引用文献。检索词及检索策略如下：

中文：CBMdisc

\#1　　缺省［智能］：韧带骨化症

\#2　　缺省［智能］：颈椎后纵

#3　主题词：韧带骨化症/全部树/全部副主题词

#4　缺省［智能］：神经生长因子

#5　主题词：神经生长因子/全部树/全部副主题词

#　（#1 or #2 or #3）and（#4 or #5）

结果：检出中文文献 59 篇。

外文：PubMed

#1　"longitudinal ligament ossification"［MeSH Terms］OR（"longitudinal"［All Fields］AND "ligament"［All Fields］AND "ossification"［All Fields］）OR "longitudinal ligament ossification"［All Fields］

#2　"cervical vertebra disease"［MeSH Terms］OR（"cervical"［All Fields］AND "vertebra"［All Fields］AND "disease"［All Fields］）OR "cervical vertebra disease"［All　Fields］

#3　#1 and #2

结果：检出外文文献 156 篇。

其他中外文数据库检索策略基本同上，补充 28 篇，共检出中外文献 243 篇。

（3）统计学方法

先采用异质性检验和合并效应量估计及其假设检验进行数学方法验证分析，用 Mantel-Haenszel 法对其 95%可信区间（CI）分析，对二分类变量采用 RR 及其 95%CI。采用 X^2 检验，P<0.1 分析各研究间的异质性，并根据 I2 判断异质性大小。再用 Cochrane 协作网提供的 RevMan5.0 软件进行统计学分析，制作漏斗图，通过比较随机效应模型和固定效应模型的合并结果进行明感性分析，分析结果的可靠性。

（4）结果

文献检索流程与结果：检索获得符合条件的相关中外文献 243 篇。阅读文题、全文及摘要后，采用 Cochrane 偏倚风险评价工具进行评价，与用户共同协商，最终纳入 12 篇研究，中文文献 9 篇，英文文献 3 篇。

可以从 5 个方面来分析医治型医学文献证据的设定标准：1. 来源于系统综述、Meta 分析以及多中心临床实验数据文本；2. 来源一个及以上的样本内容，其具有鲜明的随机性特点；3. 来源于一个及以上的比照性研究样本，其具有精良的设计效果以及非随机性的特点；4. 来源于临床实际病例的序列观测；5. 来源个案式的专家经验内容。

用 Meta 分析，纳入的基本特征。异质性检验：（Q 检验法），Q = 65.73－［32.12^2/31.74］= 33.23，v = K-1=11-1 = 10，P<0.1，异质性检验有统计学意义，说明研究间效应量是不同质的，I^2=Q-（K-1）/Q×100%，I^2 = ［Q-（K-1）］/Q×100% = 0%，P<0.1。因此本例 I^2 定量估计异质性大小，有统计学意义，研究间效应量是不同质的，存在异质性，并估计合并效应量。估计合并效应量及 95% 可信区间为（3.18，6.79）。合并效应量的假设检验：Z 检验，本例 Z = 7.46，查 Z 表 P<0.0001，表现合并效应量有统计学意义。估计合并效应量以及进行异质性检验，利用 RevMan5.0 软件，绘制漏斗图（如图 23 所示）对此资料进行 Meta 分析结果。

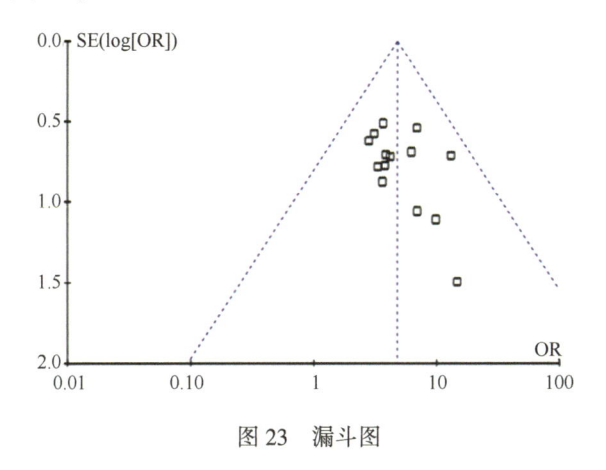

图 23　漏斗图

结果显示所有研究围绕中心线对称排列，表明发表性偏倚不明显，对合并效应量的影响可以忽略。将统计结果提交给用户。

5.1.4 现场服务

临床方面，信息专员全程参与医生查房和临床会诊，随时记录出现的疑难问题。科研方面，信息专员每天定时与用户沟通，通过文献查找，确保实验按照预定的轨道运行。例如，科研小组基于前期研究结果，结合文献，在实验的过程中提出如下假说：退变椎间盘髓核细胞低表达 miR-382，对其靶基因 MMP-16 mRNA 抑制作用减弱，从而导致 MMP-16 表达升高，进一步激活 MMP-2，共同对造成髓核细胞 ECM 中的胶原、蛋白聚糖、糖蛋白等成分大肆降解和破坏，引起髓核细胞 ECM 的剧变，进而使椎间盘退变进一步加剧。这种假设是否成立就需要信息专员通过文献的查找来证明。

5.1.5 评价服务

信息专员根据用户需求，开展了高分值期刊中椎间盘退变专题的前沿动态扫描，并对扫描成果进行翻译、整理成研究报告提交给用户。同时，用户提出需要阅读椎间盘退变临床研究方面的优秀文章。F1000 数据库中对每一篇文章都有打分，评分分为三个等级：10 分（杰出）、8 分（必读）、6 分（推荐），然后根据 3 种等级以加权平均法计算出每篇论文的 F1000 因子（F1000 article factor，FFa）。信息专员为其寻找 F1000 数据库中椎间盘退变文章评分为 8 以上的，文章标签为临床研究，整理成文献列表并附上全文链接递交给用户。

5.2 用户满意度调查及结果分析

用户满意度评价是国内外图书馆在发展中关注的问题，也是了解图书馆服务效果和用户需求的有效途径。本文在 LibQUAL+® 模型的基础上进行改进，来评价信息专员的服务质量。

5.2.1 LibQUAL+®模型及改进

LibQUAL+®是美国研究图书馆协会（ARL）研制的图书馆服务质量评价模型。它来源于SERVQUAL，一种面向顾客的问卷式服务质量评价工具，其理论基础是"服务质量差距理论"，也就是最终的服务质量取决于用户感受到的服务水平与用户期望的服务水平之间的差距[137]。目前，LibQUAL+®是图书馆界最具影响力、应用最广泛的定量测评图书馆服务质量的方法，该方法已经在包括美国、加拿大、英国、中国等多个国家的图书馆进行了实践[138]。由于文化、国内外图书馆具体情况和用户使用习惯存在差异，必须经过本地化、适当调整评价指标体系才可以在国内使用。

服务质量包含有形性、响应性、情感投入、可靠性和保证性五个层面[139]。用户的满意度直接反映了服务的质量，为了测评信息专员所提供服务的质量，特对用户进行满意度调查。本次调查参考了LibQUAL+®模型，收集和分析了其在国内图书馆中的相关实践案例，在借鉴其他图书馆LibQUAL+®模型测评体系构建的基础上，结合信息专员提供服务的实际情况，对模型进行了优化。

5.2.1.1 问卷设计和发放

由于试点机构享受信息专员服务的用户只有28人，属于小样本，所以本书采用重复测量的办法，对信息专员提供服务前后分别进行用户满意度测评，对调查结果进行分析，评价信息专员提供的服务质量。

设计调查问卷前先进行了文献调研，初步确立的本地化服务质量评价指标体系分为服务情感、服务效果、信息素养、用户满意度和总体综合评价五个层面。然后咨询了3名调查对象的意见，关于是否能够准确理解题目含义，以及2名图书馆学专家的意见，关于题目设置是否合理，指标说明是否有歧义。并在用户群中发放了8份纸质问卷进行了预调查，最终确定了五组包括24项指标的体系，以期能够较全面地反映信息专员提供服务之前的服务质量，所含指标具体如下表所示。

表 65　基于 LibQUAL+® 的学科馆员服务质量评价指标

层面	指标缩写	评价指标
服务情感	ES-1	学科馆员的服务质量让您觉得可以相信和依赖
	ES-2	学科馆员能主动关心您的个性化需求，推荐与您相关的资源和服务
	ES-3	学科馆员能保持礼貌亲切的态度
	ES-4	学科馆员能迅速回应您的问题
	ES-5	学科馆员能准确理解您咨询的问题
	ES-6	学科馆员具备专业的知识，能回答您咨询的问题
	ES-7	学科馆员能竭尽所能、通过各种方式帮助您解决遇到的问题
服务效果	AS-1	学科馆员服务时间合理、方便
	AS-2	学科馆员提供的定题服务能够准确理解您的需求，并提供相关文献资料
	AS-3	学科馆员提供的文献传递服务及时、高效
	AS-4	学科馆员参考咨询服务能帮助您解决临床诊疗和科研过程中遇到的问题
	AS-5	学科馆员开设的各种培训和讲座对您有帮助
	AS-6	学科馆员能够及时向您推送最新的资源信息
	AS-7	学科馆员提供的期刊评价、文章评价等评价服务让您认为有参考价值
	AS-9	学科馆员能够关注和理解您的个性化需求，并提供令人满意的帮助
	AS-10	学科馆员对您的意见和建议能够及时反馈，并尽力改进
	AS-11	学科馆员的各项服务设置合理，符合大多数用户的需求
信息素养	IL-1	学科馆员有助于您始终跟踪领域的前沿发展
	IL-2	学科馆员有助于您的临床诊疗
	IL-3	学科馆员有效地支撑了您的学术研究
	IL-5	学科馆员提供您临床工作和科研中必需的信息技巧指导
用户满意度	US-1	对于学科馆员服务过程的满意度
	US-2	对于学科馆员服务实际效果的满意度
总体综合评价	CA-1	对于学科馆员总体服务质量的满意度

对于信息专员服务质量评价指标中新增加了 AS-8 和 IL-4，这两个

指标对应的是新增设的服务项目，信息专员服务质量的评价指标具体如下表所示。

表66　基于LibQUAL+®的信息专员服务质量评价指标

层面	指标缩写	评价指标
服务情感	ES-1	信息专员的服务质量让您觉得可以相信和依赖
	ES-2	信息专员能主动关心您的个性化需求，推荐与您相关的资源和服务
	ES-3	信息专员能保持礼貌亲切的态度
	ES-4	信息专员能迅速回应您的问题
	ES-5	信息专员能准确理解您咨询的问题
	ES-6	信息专员具备专业的知识，能回答您咨询的问题
	ES-7	信息专员能竭尽所能、通过各种方式帮助您解决遇到的问题
服务效果	AS-1	信息专员服务时间合理、方便
	AS-2	信息专员提供的定题服务能够准确理解您的需求，并提供相关文献资料
	AS-3	信息专员提供的文献传递服务及时、高效
	AS-4	信息专员参考咨询服务能帮助您解决临床诊疗和科研过程中遇到的问题
	AS-5	信息专员开设的各种培训和讲座对您有帮助
	AS-6	信息专员能够及时向您推送最新的资源信息
	AS-7	信息专员提供的期刊评价、文章评价等评价服务让您认为有参考价值
	AS-8	信息专员参与临床会诊给您带来了帮助
	AS-9	信息专员能够关注和理解您的个性化需求，并提供令人满意的帮助
	AS-10	信息专员对您的意见和建议能够及时反馈，并尽力改进
	AS-11	信息专员的各项服务设置合理，符合大多数用户的需求
信息素养	IL-1	信息专员有助于您始终跟踪领域的前沿发展
	IL-2	信息专员有助于您的临床诊疗
	IL-3	信息专员有效地支撑了您的学术研究
	IL-4	信息专员指导您评价临床证据的可靠性
	IL-5	信息专员提供您临床工作和科研中必需的信息技巧指导

续表

层面	指标缩写	评价指标
用户满意度	US-1	对于信息专员服务过程的满意度
	US-2	对于信息专员服务实际效果的满意度
总体综合评价	CA-1	对于信息专员总体服务质量的满意度

调查问卷印刷成纸版进行发放（调查问卷见附录4，附录5），本次调查共发放28份问卷，回收有效问卷28份。

5.2.1.2 调查结果分析

（1）相关参数说明

调查结果的统计分析包括以下几个参数：①各个维度和评价指标的服务感知值、可接受最低值、期望最高值的平均值和标准差；②服务合格度；③服务优秀度；④容忍区间；⑤相对满意度。

服务合格度=实际感知值P—可接受的最低值L。服务合格度指读者感知服务质量高出可接受最低水平的程度。服务合格度越低，则代表读者感知服务质量与可接受的最低值越接近。若服务合格度出现负值，则说明读者感受到的服务低于他们可接受的最低服务质量。

服务优秀度=实际感知值P—期望的最高值H。服务优秀度指读者感知服务质量高出期望服务质量的程度。如服务优秀度为正值，则表示读者感受到的服务质量超出了他们期望的服务质量。

容忍区间=期望的最高值H-可接受的最低值L。

相对满意度=服务合格度/容忍区间×100%。相对满意度指服务合格度占容忍区间的比例。相对满意度高，则代表在读者可容忍的服务水平范围内，服务合格度比例大，而感知服务质量与期望服务质量的差距所占比例小。

（2）各项指标统计分析

雷达图是LibQUAL+®评价结果分析的常用图表。根据调查结果数据，计算信息专员为用户提供服务前后的各项评价指标得分的平均值，并绘制雷达图，如图 24、图 25 所示。

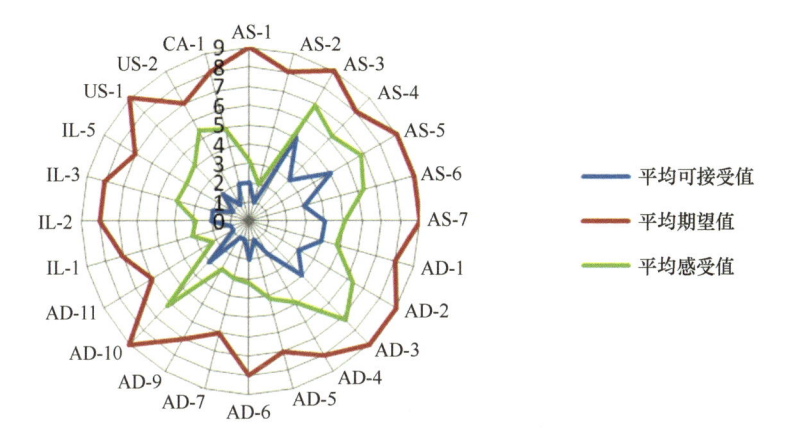

图 24　现有服务的各项评价指标得分的平均值

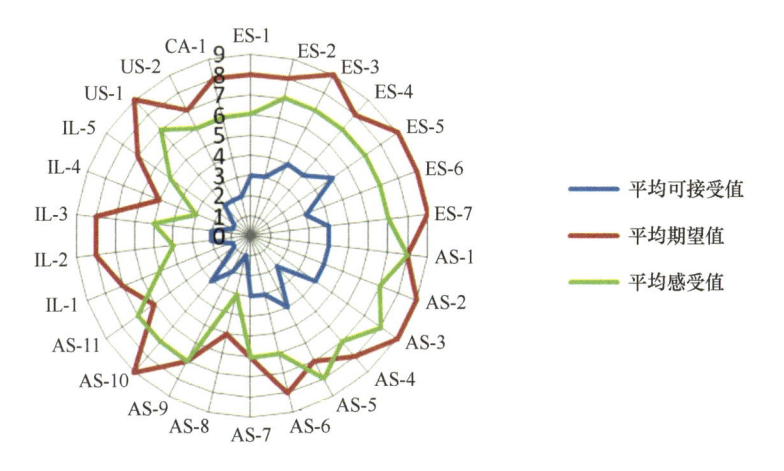

图 25　信息专员提供服务的各项评价指标得分的平均值

从图 24 看出，信息专员提供服务之前各项指标的感知水平均高于可接受的最低水平，合格度均大于 0。各项指标的感知水平均低于期望水平，优秀度均小于 0。表明现有的信息服务达到了用户的最低要求，但还不能达到用户的期望。而信息专员提供服务之后各项指标的感知水平均高于可接受的最低水平，合格度均大于 0。有 2 项指标的感知水平超过期

135

望水平，3 项指标的感知水平与期望水平持平，平均优秀度为 1.06。表明信息专员提供的信息服务达到了用户的最低要求，而且有部分服务已经超出了用户的期望。

信息专员提供服务前后用户满意度均值分别为 39.99% 和 72.68%，满意度提高了 32.69 个百分点。如图 26 所示。

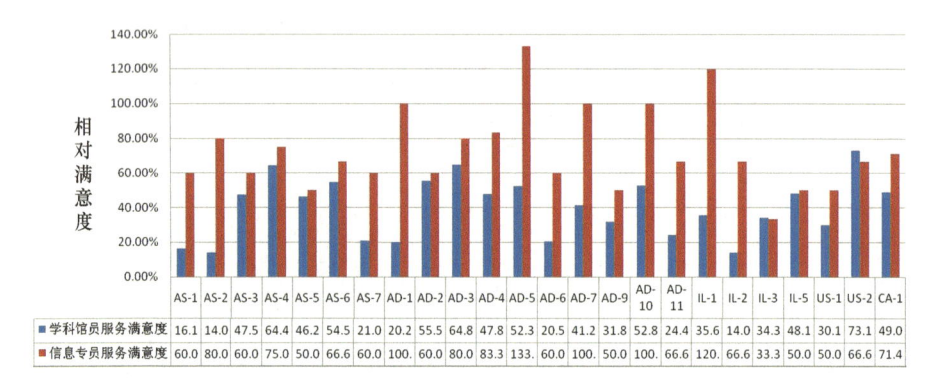

图 26　信息专员提供服务前后相对满意度比较

用户对信息专员提供服务前后的所有指标的感受差值均为正数，表示服务质量提高了。

表 67　用户对信息专员服务前后的平均感受值及其差值

指标缩写	评价指标	用户对现有服务的平均感受值	用户对信息专员服务的平均感受值	感受差值
ES-1	信息专员的服务质量让您觉得可以相信和依赖	3.13	6.43	3.3
ES-2	信息专员能主动关心您的个性化需求，推荐与您相关的资源和服务	1.98	7.07	5.09
ES-3	信息专员能保持礼貌亲切的态度	6.9	7.02	0.12
ES-4	信息专员能迅速回应您的问题	6.22	8.13	1.91
ES-5	信息专员能准确理解您咨询的问题	6.85	7.36	0.51
ES-6	信息专员具备专业的知识，能回答您咨询的问题	6.27	7.24	0.97

续表

指标缩写	评价指标	用户对现有服务的平均感受值	用户对信息专员服务的平均感受值	感受差值
ES-7	信息专员能竭尽所能、通过各种方式帮助您解决遇到的问题	5.05	7.19	2.14
AS-1	信息专员服务时间合理、方便	4.81	7.98	3.17
AS-2	信息专员提供的定题服务能够准确理解您的需求，并提供相关文献资料	6.33	7.36	1.03
AS-3	信息专员提供的文献传递服务及时、高效	7.24	8.01	0.77
AS-4	信息专员参考咨询服务能帮助您解决临床诊疗和科研过程中遇到的问题	4.87	6.83	1.96
AS-5	信息专员开设的各种培训和讲座对您有帮助	4.14	7.85	3.71
AS-6	信息专员能够及时向您推送最新的资源信息	3.23	6.26	3.03
AS-7	信息专员提供的期刊评价、文章评价等评价服务让您认为有参考价值	3.06	7.12	4.06
AS-9	信息专员能够关注和理解您的个性化需求，并提供令人满意的帮助	2.91	8.08	5.17
AS-10	信息专员对您的意见和建议能够及时反馈，并尽力改进	6.17	6.78	0.61
AS-11	信息专员的各项服务设置合理，符合大多数用户的需求	2.22	7.14	4.92
IL-1	信息专员有助于您始终跟踪领域的前沿发展	3.14	4.86	1.72
IL-2	信息专员有助于您的临床诊疗	2.84	3.97	1.13
IL-3	信息专员有效地支撑了您的学术研究	4.06	5.26	1.2
IL-5	信息专员提供您临床工作和科研中必须的信息技巧指导	3.89	5.15	1.26

续表

指标缩写	评价指标	用户对现有服务的平均感受值	用户对信息专员服务的平均感受值	感受差值
US-1	对于信息专员服务过程的满意度	4.11	7.13	3.02
US-2	对于信息专员服务实际效果的满意度	5.39	5.87	0.48
CA-1	对于信息专员总体服务质量的满意度	4.94	5.94	1

1. 五个服务层面的统计分析

本书信息专员的服务质量评价体系包括服务情感（Emotion of Service）、服务效果（Affect of Service）、信息素养（Information Literacy）、用户满意度（Users' Satisfaction）和总体综合评价（Comprehensive Assessment）五个层面，每个层面下又细分了评价指标。

从五个服务层面的统计数据来看（见表68），服务效果的优秀度是最高的，而期望值相对比较低，用户满意度的合格度是最高的，信息素养的期望值和优秀度是最低的，服务情感和服务效果的感受值是最高的。由此可以看出，用户对信息专员的服务态度、技能等方面总体比较满意，而对于信息专员提供的深层次的、需要专业医学背景知识支撑的信息资源需求更高，现状是较不满意的，说明信息专员还应继续加强个人信息素养的培训。

表68　信息专员每个服务层面的平均值统计

	平均值				
	可接受最低值	期望值	实际感受值	合格度	优秀度
服务情感	3.71	8.57	6.86	3.14	-1.71
服务效果	2.82	7.45	6.73	3.91	-0.73
信息素养	1.40	7.04	4.41	3.36	-2.63

续表

	平均值				
	可接受最低值	期望值	实际感受值	合格度	优秀度
用户满意度	1.98	8.11	6.57	4.53	-1.52
总体综合评价	2.19	7.75	6.33	4.23	-1.87
合计	2.42	7.78	6.18	3.83	-1.89

5.2.2 焦点团体法

LibQUAL+®建议在进行问卷调查后，采用焦点团体法进一步明确服务存在的问题和寻求解决方式。焦点团体法是社会科学中常用的一种研究方法，是指在一名专业主持人的引导下，由多位参与者针对某特定主题进行自由、互动式讨论，主持人仔细听取参与者对自己经验的描述，从而搜集到较深入、较真实的意见的一种定性研究方法[140]。在国外，焦点团体在图书馆中的应用主要是评价图书馆服务、研究用户的信息查询行为、评价数据库、调查图书馆员态度等。焦点团体法的实施分为计划、讨论、分析三个阶段。计划阶段包括确定焦点团体法研究目的、设计讨论问题、确定焦点团体组成人员、讨论时间、地点、举办次数。讨论问题一般在6个以内，为开放式问题，讨论时间一般在个1.5~2小时，举办次数为3~4次，焦点团体成员通常在4~6人，一般以同质性且具有较高相关知识或经验者为主。

笔者在研究的前期基于LibQUAL+®对信息专员服务的各个方面进行了评价。评价结果发现等个评价指标服务合格度和优秀度均相对较低5个指标如表69。本书进一步采用焦点团体法，明确用户对上述服务的具体理解和期望。

表 69　合格度和优秀度均较低的 5 个评价指标

指标缩写	指标内容
ES-5	信息专员能准确理解您咨询的问题
AS-8	信息专员参与临床会诊给您带来了帮助
IL-2	信息专员有助于您的临床诊疗
IL-3	信息专员有效地支撑了您的学术研究
IL-4	信息专员指导您评价临床证据的可靠性

为了让用户与信息专员交流得更加顺畅，笔者组织了信息专员（3人），临床医生及科研人员（5人）两个焦点团体。考虑到用户的学历与资质的不同，笔者随机抽取了 2 名研究生（硕士和博士各一人），住院医师、主治医师、副主任医师各 1 人，与信息专员共同组成焦点小组。每个焦点团体讨论时间分钟，开场介绍 10 分钟，最后总结 10 分钟。以下焦点团体讨论的问题：

（1）希望信息专员主要做什么工作？希望信息专员在什么时间提供服务。

（2）在临床诊疗和科研过程中用到了信息专员的哪些服务？你认为一个理想的信息专员应该提供哪些服务？

（3）在工作中或是使用数据库时都会遇到哪些问题？是否会将这些问题告诉信息专员？

（4）对信息专员服务的总体印象如何？哪些地方你觉得满意，哪些地方你觉得还需要改进？

从讨论的结果来看，两个焦点小组的讨论获取了大量有价值的信息，一方面补充说明了基于评价的结果，另一方面针对具体问题提出了直接建议。同时用户对于这种听取用户建议的方式表示了欢迎和肯定。

关于信息专员服务时间的问题，大部分焦点小组成员表示可以接受，并且认为信息专员做到了全天候的服务。

在服务方面，临床医生希望信息专员可以是有医学背景的，这样对理解用户信息需求有很大帮助。科研人员认为信息专员提供的 Meta 分析有关内容时，占用用户时间较多，应多加强此方面的培训。

数据库使用方面，用户期望不会因为地域限制而得不到自己想要的文献，因此会求助信息专员。同时，由于交流群的建立，方便了用户与信息专员的交流，用户在使用数据库过程中遇到任何问题都可以随时咨询信息专员，用户对这一点感到非常满意。

用户对信息专员服务整体还是比较满意的。在服务改进方面，信息专员是否可以分析同一研究领域的临床和基础研究学者的研究范围，帮助科研人员找到临床合作者，帮助临床工作者发现可以合作的科研人员。参与讨论的临床和科研人员表示有这方面的需求。

5.3 服务改进建议

来自终端用户的认可和满意是信息专员服务价值最重要的体现。经过基于 LibQUAL+® 的服务质量评价和焦点团体的访谈，较全面地了解了用户对信息专员服务的感受和期望。虽然在总体上各项服务都得到了用户的认可，服务效果也得到了肯定，但与用户满意水平还存在一定的差距，在准确理解用户需求、参与临床会诊、支撑学术研究和评价临床证据方面还需要进一步改进。为有效解决用户问题，提高用户满意水平，本文提出如下服务改进建议。

信息专员与用户建立了亲密的关系，加强了有效的沟通与互动，但是由于自身医学专业背景知识的限制，在做文献报告时还是会占用用户很大一部分时间。所以信息专员要进一步提高自身信息素养，如医学专业知识的补充、系统评价和 Meta 分析的撰写等。信息专员与用户交流的过程中，要注意进一步把握用户的心理，挖掘用户潜在信息需求，找到用户之间的内在联系，提高临床医生和基础研究学者合作的概率，共同攻克临床和科研的难题。

5.4 本章小结

本章对前面提出的信息专员服务的理论模式进行了实证研究,通过信息专员进驻试点机构,把服务嵌入到用户工作流程的每一个环节,加强了用户与信息专员之间的联系。并通过对信息专员提供服务前后进行用户满意度评价,进一步验证服务质量,结果显示信息专员的服务得到了用户良好的评价和反馈。利用焦点团体法,以小型会议的形式,组织用户与信息专员共同参与,讨论信息专员提供服务还有哪些需要改进的地方,来进一步对信息专员服务模式进行调整,更加贴合用户的需求。

6 信息专员服务体系构建与保障机制

6.1 信息专员服务的体系构建

6.1.1 信息专员服务的指导思想

信息专员是对传统医学图书馆信息服务的超越与创新。传统的图书馆服务被限制在信息产品类型、服务人员所处地域、服务时间、服务空间等诸多的时空因素的界限之中,而信息专员则从这些原有的桎梏中解脱出来。融入一线、融入用户,这不仅是医学信息服务的趋势和必然要求,同时也是未来知识机构信息服务的必然趋势。与此同时,考虑到医学和医疗事业的发展进步,我们正从"经验医学"步入到"循证医学"进而进入到"精确医学",在未来的精确医学时代,医疗数据、健康数据等将在医学研究、临床诊断、治愈康复、护理乃至保健过程中起到越来越大的作用,而信息专业在处理数据方面具有传统和先天的优势;另一方面在未来整个医疗服务也将从以医院为主体向以病患乃至全民为主体的模式推进,未来实现医疗和健保场景的地点可能不是医院、病房而是每个人的家中甚至随时随处,这体现了一种在互联网时代信息服务、信息场景向人的回归,信息专员服务向信息流程终端的逐步推进符合这种大趋势。

因此,未来基于信息专员的医学图书馆信息服务不仅不会在医学和医疗场景中边缘化，反而有可能成为核心和主导的角色。这其中的关键就是信息服务专员工作向"前端"和"终端"持续稳步的推进。特别是在大数据和移动互联的时代，各类新的软硬件技术应用大大提升了信息专员介入一线的水平和程度，使其可以在物理空间、物理连接和虚拟空间及虚拟连接上都能更加方便进入现场、融入一线，这是传统上仅仅靠信息专员的走访、联系、接触等初级形式不可比拟的。未来的信息专员，需要适应医学和医疗发展的趋势，可以在任何时间、任何地点都能够提供数据、信息和知识的支持。

尽管信息专员依托医学图书馆展开，但是在指导思想上，我们就应该明确：信息专员应该是引导和牵引图书馆信息服务的转型，而非受制于原有的图书馆服务机制和框架，或在固有的图书馆服务模式框架下进行工作。和原有的图书馆信息服务相比，信息专员是截然不同的服务模式，它并非完全是信息中介，而是一线知识环境中的元素，可以和用户团队、用户场景、用户业务和用户的工作乃至生活过程融为一体。颠覆和超越固有的图书馆知识组织和知识传递业务模式，立足知识管理和知识服务，指向和融入用户，将是开展信息专员服务及搭建医学信息服务专员体系的逻辑和认识起点。

6.1.2 信息专员服务的内容体系

信息专员发端于传统的学科馆员和学科服务模式，同时在医学研究和医疗服务的领域中被赋予了很多新的含义。融入现场融入一线的指导理念决定了医学信息服务专员在机构设置、资源配置、服务实施、平台工具和其他保障措施上是一套全新的信息服务运行机制。

信息专员脱胎于图书馆信息服务，而又不仅仅是传统图书馆信息服务的延伸，而是一种超越与转型，也是未来医学信息服务专业组织和机构的发展方向。它不是知识管理，而且是用户管理和关系管理，需要从用户的知识环境出发，分析、发掘乃至培养和构建用户的需求，整合机构内外部的各类信息与知识资源，建立新的适合时代发展要求的服务传递和交付模式。在这一过程中，构建、营造和经营用户知识环境，提升用户信息素养，合理有效积极地利用各类新型工具和新型资源是知识服务的关键。

对于信息专员服务内容体系的各类要素，我们可以分为以下五个模块：

（1）计划、规划及审核、管理模块。这是信息专员服务体系的核心模块。该模块的主要功能是计划（Plan），规划项目（Programme）以及监控成效（Performance），它处于整个服务体系的统筹、协调地位。在信息服务专员核心理念和图书馆及其母体机构的战略规划指导下，该模块负责根据有关愿景、目标设计和开展组织活动；同时该模块还要负责收集、分析、整合和输出用户的需求，并据此组织知识服务；最后该模块还要负责对上述的目标、活动及其执行情况进行监察和评估，提出持续改进的措施。

（2）执行、监控和交互模块。这是信息专员服务体系面向用户、开展服务的前端。该模块是整个服务体系实践价值和兑现价值的关键。负责实施和实现有关的服务设计。这这一模块，应该配备专业能力最强的人手负责，他们既具有图情专业素养，也应该具有较好的人际关系处理技巧和政治素养，因为该模块将是"嵌入"和"溶解"进入业务一线知识环境的核心元素。同时，这一模块和计划/管理模块之间联系紧密，是受到计划模块直接管理的直线关系，这样有利于在工作中很好地体现战略和计划。

（3）知识、技能和人才培养模块。该模块是信息专员服务服务的重要辅助单元。主要是从"人"的角度对整个服务体系加以保障。该模块主要根据在计划、规划以及现场服务过程中表现出的需求开展有针对性的培训、学习、知识储备和技能训练，是整个服务体系中人力资源方面的保障。

（4）联络、宣传和公关模块。考虑到信息专员的特性，联合、协调等工作是整个信息专员服务体系中的重要内容，这一系列的合作（cooperation）、联系（connecting）、联络（contact）等工作，内容复杂多样，既涉及与不同合作伙伴与服务对象间的接触（如医师、病患、病患家属、数据库商等），也涉及与上级主管部门的沟通，外部合作机构的协调等，因此需要投入资源成立单独的模块加以统筹解决。

（5）资源、工具保障模块。工欲善其事，必先利其器。要很好地开展信息专员的工作，仅仅单靠计划、人员等要素是远远不够的，在大数据环境、移动互联环境、现代医学研究和医疗服务变革环境多重叠加的背景中，信息专员开展工作必须依靠强大的技术、工具、系统资源和知识基础设施的保障。这些硬性和硬件基础设施主要包括以下的方面：开展服务的实体空间、场所和功能空间；开展服务所依托的知识资源；基于知识资源的知识工具和系统；技术传递手段等。

6.1.3 信息专员服务的内容要素

6.1.3.1 信息专员的计划、组织、管理单元

信息专员服务的组织和开展是系统性、阶段性的工作，需要管理者、组织者、实施者乃至服务接受者的全员参与。

信息专员的计划、组织管理工作宜由来自各方面代表组成的联合委员会或工作组来实施协调。在进行目标和活动设计时，需要充分考虑一线的意见。在计划和实施工作初期，按照国内外的先进经验，可以采取试点先行、试点推进、逐步展开的方式。在统筹规划下，先选取条件适宜的试点对象，如特定的实验室、特定的医学领域，乃至特定的病房、病种等，在试点内给予参与试点人员较大的自主权，鼓励其在服务过程中探索和创新。同时，对在工作中总结出的新方法、新手段要及时地输入到计划和管理单元，管理者和组织者需要对其进行梳理和评估，形成可以推广的最佳实践和模式范本。在试点开展过程中，各方面要对试点

给予有效的政策、指导、工具、技术和资源的支持。

同时，信息专员的计划组织是开放的单元而非封闭的系统。这也是信息专员不同于以往传统的服务组织工作的特点。图书馆要"敞开大门"、集思广益、开放透明地设计和组织信息专员服务，可以吸纳"智库"的先进理念，成立广泛吸纳各方代表的专家咨询委员会、专家指导委员会和专业评审委员会，甚至可以在服务一线利用多种组织形式和签约形式吸纳来自专业一线的用户进入到信息专员的实践队伍中来，他们既能够真切熟悉用户的需求和体验，又能够有效弥补图书馆信息服务人员的短板和不足。

6.1.3.2 实施、执行和服务监控单元

服务实施、执行、监控和服务管理是信息专员服务的价值之所在。根据服务组织计划，服务实施单元要广泛利用现有的和潜在的各种服务手段服务于用户。

从国内外已有的经验来看，各种服务手段表现出的特点既有对于传统图书馆信息服务手段的继承和承接，也有对于新型服务手段的捕捉和采纳。从国内外已有的经验来看，在服务实施手段集合中，采取咨询方式是较为普遍、初级和基础的手段。这是因为咨询服务一方面来源和继承于图书馆传统的参考咨询业务，图书馆在开展咨询业务时有较多的经验与资源，另一方面，咨询服务面向的直接是来自用户的知识需求和信息请求，能够有针对性地为用户提供服务。当然，信息专员所提供的咨询服务对于传统的图书馆参考咨询服务具有拓展和延伸。这主要得益于各类技术手段（如数字参考咨询）的出现，使得咨询活动突破了原有的时空限制，能够更好地满足和体现融入一线、融入用户的特点。同时，数字化的手段能够更好地处理和管理各类咨询问题，形成知识库，更好地体现知识管理和知识服务的功能。

咨询服务的样式已经得到了拓展，但这这只是信息专员服务单元的一个组成部分。随着服务样式的丰富和多元化，信息专员服务的特点和

亮点在于提供个性化、定制化全套服务的能力。这些服务手段主要包括了定制化信息的生成、加工、推送和交付，这些信息资源首先不再受到传统文献样式、形态、规格和题材的制约，而是作为统一整体和解决方案打包面向用户的实际问题，另一方面这些信息资源不再受段传统上有限的信息传播渠道和传播手段的局限，而是可以通过丰富的互联网和移动设备媒介形态进行传播。媒介的变化实际上可以重新塑造内容的样式，在移动互联时代，定制化的信息、快报信息、链接、目录、数据集、识别码等信息或知识产品样式都可以是服务所传递的内容。

需要指出，在大数据作用于医疗卫生领域环境下，信息管理和知识服务在传统上所遵循的DIKW模式（数据-信息-知识-智慧）遭到一定程度的颠覆与重构。在传统上，在文献信息传递服务基础之上的深度的情报服务乃至知识管理服务。在未来的信息专员服务单元中，这些服务样式仍处在不可替代的核心位置，例如信息专员提供融入医学/医疗项目、医学/医疗教学的深度信息支持。对试验方案、国内外进展、已有病例报道、药物信息、市场信息等进行调查并提供结论等，并且随着信息产品内容深度提升，凝结在服务手段和服务产品中的信息专员的工作价值与资源投入也在增加。然而，随着医疗健康领域海量数据的大规模出现和人们利用计算机网络技术对于大数据判读和识读能力的提升，原本处于信息产品价值前端的不被重视的数据产品和数据服务的价值与活力被大大激发出来，并且拥有潜在的、庞大的用户需求。这一点尤其需要未来的信息专员注意。

在信息专员开展的面向医学研究和医疗活动提供的数据服务中，需要信息专员熟悉和了解服务对象所面对的数据生命周期，对其加以全程的关注和支持。从国外已有的图书馆提供数据服务来看，目前较为重要的服务形态有数据生命周期前端的数据采集、数据挖掘，以及处在数据生命周期中下游的数据监护和数据复用。这些工作的前提是要信息专员团队深度地与医学/医疗科研或实践团队合作，并一同制定关于数据管理利用的计划、规划和标准。

6.1.3.3 学习、培训和人员发展单元

学习活动、技能训练与知识储备同样是开放的单元。所谓开放，就是打破和淡化组织机构间的固有边界。学习和培训不仅面向信息专员，而且同样也会涵盖更为广泛的用户群体。开放式的学习、培训与技能发展活动将是未来信息专员服务体系的发展趋势和重要内容之一。

开放的学习培训单元首先表现为人员的开放，信息专员的构成可由专业核心人员和辅助人员构成，处于核心地位的信息专员可以将有关的知识、技能逐步通过周边人员向更广的用户群体进行传播和扩散，从而带动整个用户知识素养的提高；其次是组织的开放，学习培训单元可以广泛地动员和利用学习型组织中各个部门、角色、单位一同参与到知识学习和技能拓展中来。在学习型组织中，无论其中的组织单元是否是专职的学习或研究部门，但是其业务过程都存在着知识的积累和创新，也都不同程度地存在有组织的学习活动。信息专员的学习培训活动要积极主动、有目的地和用户组织中的各类学习活动相结合。他们可以深入到医学研究人员的研讨会、课程教学，也可以加入医院的病例研讨和会诊过程中去。总之，成功的信息专员学习和培训活动需要和信息服务一样，融入用户自身的学习场景和知识管理场景内部，做到和用户的一同成长，一通提高。最后，是培训内容资源的开放，在当前，大量的开放课件、开放教育资源涌现出来，用户只要接入网络，就可以随时学习，而信息专员在学习培训活动中可以很好地利用这些开放学习资源，根据用户的需求对其进行整理加工，发掘和提升这些开放教育资源的价值，从而提升学习和教育活动的效率和效果。

6.1.3.4 信息专员的联系、联络、推广和营销单元

建立和用户的联系和关系，保持与用户的沟通，是信息专员开展工作的基础。按照信息专员工作的生命周期来看，信息专员一开始要进行广泛调研、及时发现用户的需求，形成规范的需求输出，提供给计划和

管理单元。管理单元在此基础之上才能对用户需求进行有效的针对和分析,继而提供有针对性的服务手段和解决方案[14]。在服务的开展阶段,强化联系、固化联系、提升关系的价值和含金量是关键,这需要靠信息专员有效的服务交付来实现。然而,服务的交付并非服务的重点,按照现代服务理念,服务的价值不仅仅在于服务活动的完成,还在于用户体验的提升。因此,在服务完成之后的确认和强化至关重要,这也是联系/联络/宣传/推广单元的主要工作内容。

有关的宣传推广活动和教育、学习培训活动是互相交融的。如果说教育培训是要建立用户和其他相关组织团队的知识储备和实践技能,那么宣传推广更多的是培养大家对于信息专员品牌、形象的感知、认知和认同,更多地相当于一种 Promoting 和 Marketing 的工作。宣传推广的目的就是让用户在对信息专员服务"能用""可用""会用"的基础上,做到"爱用",培养用户对于信息专员服务的依赖。

6.1.3.5 资源、工具保障单元

资源、工具保障单元就是从系统、工具、空间、场所、技术等硬性和硬件要素上对信息专员的工作给予支撑。

在万物互联的时代,在开放知识环境和 E-Science 基础架构中,硬件资源的重要性非但没有减弱,而且拥有了新的价值,并且可以成为支持信息专员开展工作的利器。尤其是在医学研究和医疗服务中,各类医学实验和治疗诊断仪器都是开放知识环境中的有机组织部分,而信息专员则有可能成为各类硬件工具资源"数字化""智能化"的赋予者。在国外的学术研究机构中,数字学术中心已经纷纷兴起,而各类医学信息中心也在"数字学术""数字科研"的热潮中转型和迈进。信息专员作为图书馆的主人,也可以带领着传统图书馆实体空间和功能空间实现向数字科研空间的转型,成为知识、技能、工具、仪器的资源集成。

在内容上,国外医学和医药领域研究机构和商业部门的发展历程和经验已经显示,随着医学/医疗领域信息形态的不断丰富,用户或者内容

资源的管理者和使用者越来越淡化对于资源类型的鉴别和区分，而是看重将资源视为整体作为解决方案的效用与效果。这就催生了资源保障的整体观、效用观和开放观。信息专员和支持信息专员工作的图书馆资源部门要根据用户的知识场景和知识需求储备和开发内容资源，以解决用户问题为资源管理工作的指导标准。海外的一些医药企业的信息中心在进行内容资源的管理时已经不再区分"购买"资源或是"自建"资源，而是根据将具体的知识应用场景来组织知识的分类框架和建设。这也可以作为信息专员内容资源保障的思路。

6.2 信息专员服务的保障机制

6.2.1 确立信息专员发展定位，进行战略规划

信息专员制度在我国尚处在起步阶段，更多的图书馆仍处在学科馆员的初级阶段，距离信息专员的形态和要求还有距离。另一方面，伴随着循证医学的兴起、我国医疗卫生事业的改革和蓬勃发展、医疗技术及信息技术的飞速进步等一系列社会、政策、技术因素的影响，信息专员制度必然成为国内以大型医院图书馆和高校医学图书馆为代表的各类医学图书馆开展信息服务的发展趋势。

在这种环境下，越来越多的医学图书馆开始对嵌入临床、嵌入一线的信息专员表示出极大的兴趣和关注。在这种背景下，更应该防止一哄而上及忙碌跟风的情况。由于我国的医疗卫生事业长期以来形成的自身特有的体制机制，使得图书馆在开展面向一线的专业信息服务时，必须考虑一线的实践环境和现场条件，而且由于各类医学/医院图书馆所属的主体机构层级属性不同，所受制的管理体制和所享受的资源也不尽相同。因此，尽管施行信息专员制度是必然趋势，但是基于上述原因我们不能原原本本地照搬海外发达国家的经验，也不可能存在一套放之四海而皆准的模式能够应用于所有图书馆。所以，各个图书馆在引入和设计信息

专员制度时，首要做的工作就是明确适合本馆情况的信息专员发展定位，并围绕定位进行相关的战略规划。

进行信息专员的定位，是设计和制定相关制度和政策的基础，也是后续信息专员制度健康良好运行的先决条件。对于信息专员的定位可以分为宏观、中观、微观三个层面：(1) 在宏观层面，首先需要图书馆明确和理解关于信息专员的一般性内涵和原则，例如嵌入一线、嵌入用户环境的特点等，这方面可以参考国际和国内的典型研究理论和最佳实践，可以编制成涵盖一般性概念、原则和最佳实践的手册；(2) 在中观层面，图书馆需要充分考虑所隶属机构（如医院、医学院、医学研究机构）的特点和属性，明确母体机构的发展目标和发展战略规划，使图书馆提供的信息专员服务与母体机构的愿景、目标、使命、功能和活动相承接和配套协调；(3) 在微观层面，信息专员在设计时尤其要考虑服务目标和服务对象的形态、属性、需求和行为方式，根据服务对象的定位矫正和确定信息专员的定位，这方面的工作依托于严谨深入的实地调研，同时需要收集、积累和分析大量的和医学及医疗信息服务现场的信息，以此作为决策的依据。

6.2.2　建立信息专员工作制度和保障机制

在确立了信息专员的定位之后，就要确定信息专员的具体工作活动和工作职责。通过上文我们已经可以知道信息专员的定位和使命必须和其所处的机构环境、服务环境和用户环境相统一协调。信息专员的工作是其所属机构推进医疗卫生事业和医学研究活动的一部分。

工作制度的制定过程就是识别规范和标准化信息专员的日常工作行为活动。这项工作是信息专员走向独立化、专业化和持续发展的基础。工作制度的设计首先源于对信息专员活动和业务的识别，这项工作包括以下几个方面：(1) 对于一般性信息专员活动的总结归纳和吸收借鉴；(2) 对于服务对象（如到底是支持临床医师，还是医学院学生，抑或是基础医学科研人员）工作场景和研究场景的调研和把握，只有充分了解了一线用户的形态和需求，才能够最大限度在信息专员的活动中体现信息专员最大的特征，也就是嵌入；（3）对于原有信息服务功能、单元、人员、团队的升级。很多图书馆都已经开展了基础性和初级阶段的专业信息服务工作，并且已经初步形成了一些支持专业信息服务的流程、工具、系统、人员配置和部门设置，这些都可以作为形成信息专员制度的参考和基础资源，图书馆需要按照信息专员的要求和用户的实际场景对这一系列的基础设施进行升级和改造。

具体而言，根据本文的调研，面向医学信息服务的信息专员常规性活动可以分为以下几个部分：（1）需求搜集和分析；（2）信息管理和传递；（3）信息应用活动；（4）联络和关系活动；（5）其他支持性、保障性活动。图书馆需要根据各自实地调研分析的结果，对这一系列的活动进行细化以及组合，具体的工作包括需求分析、场景分析、流程分析和设计、人员配置、工具和系统配置等，这一过程中对于各个配置项设置标准规范和考核指标（KPI），为后续的管理运用和考评打下基础，这样就做到了对于工作活动的标准化和规范化处理。

6.2.3　制定信息专员服务政策机制，支撑服务的有效进行

在确定了信息专员定位、发展战略以及工作制度之后，为保证信息专员制度在启动之后稳健、有效、可持续的运行，需要从领导层面规划、制定和落实相关的服务政策机制。服务政策就是将有关信息专员的定位、策略、制度、规范从管理层的角度加以确认，并形成受到全员（包括信息服务对象）接受和遵循的共识。依据国内外已有的信息专员发展实践经验和本次调研的结果，信息专员服务政策主要可以包括岗位说明、岗位规范、服务等级、考评细则等一系列的文本。这些文本的产生和生效需要经过一套完整流程，包括前期的用户调研，涵盖医学图书馆管理部门、图书馆部门、信息服务对象（包括临床医师、医学院学生、病患乃

至病患家属等，依据信息专员所在的具体服务环境而定）等团队代表的政策咨询会、研讨会以及听证会等。在经过一系列调研与论证之后，相关政策要以正式文件形式发布，并在发布之后组织进行学习、宣贯和落实。

除了政策文本之外，一套完整有效的信息专员服务政策机制还应包括对应的组织机构和工作流程配置。最为主要内容的包括政策的制定和修订单元、政策的执行单元以及政策的检查监督单元。医学信息服务专员在履行其职能义务时可以有章可循、有法可依，其管理者可以做到照章办事、依"法"管理。而对于用户来说，有关服务政策的制定、公布和施行也是对信息专员形象、功能和价值的宣传和推广，有利于使用户从认知和心理上接受和了解和接受信息专员服务。因此，信息专员服务政策的制定对于出在该领域起步阶段的我国广大医学图书馆来说，具有十分重要的现实意义。

6.2.4 建立信息专员绩效考核机制，完善激励措施

考核活动是信息专员制度开始运行之后，为保证信息专员工作的质量和成效所开展的一项最为重要的活动，为此必须建议一套规范的机制加以保障。

考核机制的重要性体现在：（1）考核制度应该是信息专员战略规划的必备要素，计划和规划活动离不开对其进行定期的检视与审查。由于信息专员在我国处于起步和探索阶段，加之我国所特有的医疗卫生实践和科研环境，使得仅仅"理论研讨""纸上谈兵""规划论证"是无法摸索出有效落地的信息专员实践模式的，我们必须在实践中摸索、总结、反思和改进，考核制度就是针对这项工作的有效工具。通过对信息专员的定期考核和工作回顾，有利于总结经验和教训，丰富信息专员制度的理论基础并积累实践经验，这对从整体上提升我国的医学信息服务专员的理论和实践水平有着重要的帮助；（2）从图书馆内部看，对于信息专

员的考核也应该是图书馆未来日常管理工作的重要组成部分。随着世界范围内研究型图书馆信息服务工作愈来愈多从以图书馆为主体转移到以用户为主体，完善和强化对于信息专员的考核工作必将是未来图书馆绩效评价的重中之重。在图书馆内部对于信息专员的工作进行评价时，尤其需要注意和所服务对象的考核制度相统一协调。

在设计和实施对信息专员的考核时，需要充分吸纳来自信息服务对象即用户的意见和要素。例如邀请来自临床部门、实验室和研究机构的核心人员一同组成考评委员会或评估委员会，将来自一线的指标如 Case 量、问题解决率、治愈率、用户满意度等实际指标纳入评价系统中去。对于评价系统的设计，需要同时考虑传统的图书馆服务评价指标和体现医疗卫生系统特征的专业评价指标。此时，联合委员会的作用就凸现出来。评估委员会需要充分吸纳来自图情领域、临床领域、药物领域以及生物医学基础领域的各方面专家加入，使得评价内容既能够覆盖一般的信息服务标准，又能够反映医学和医疗领域的用户需要和场景需求。

6.2.5　制定馆院合作机制，打造全天候服务环境

从上述分析和阐述中可以看出，信息专员的基础性和拓展性服务都不是仅靠图书馆一家机构就能够承担的，当图书馆提供的专业信息服务越来越多地融入开放知识环境和用户现场中去时，医学专业信息服务的支撑者不可避免地要纳入诸多用户单元。

对于医学类图书馆开展的信息专员服务，最重要的组织模式之一就是建立和开展馆员合作模式，打造全天候的服务环境。在以前，很多医学图书馆只是作为医院、医学院或者医学研究机构的辅助和支持部门，在母体机构中的核心作用和地位不明显。而在全新的知识环境中，当图书馆通过信息专员融入一线，服务一线时，图书馆的作用将逐步提升，并有可能成为开展医疗服务和医学研究活动中的核心角色之一。这就需要图书馆正视自身的优势和资源，特别是利用好信息专员这一工具，以

自信开放的心态和姿态，积极主动地接洽和联络核心业务部门，主动了解和挖掘核心部门的实践和研究需要，从单纯的辅助支持者跃升为倡导者。

馆院合作机制是符合我国现有体制机制特色一种开展信息专员服务的模式，它能够很好地利用现有的组织机构设置，发挥专业机构和信息机构各自的特色和优势，巩固和强化彼此的联系和交流。在馆院合作机制中，图书馆和一线的医疗机构（医院）和学术机构（学院）并非相互隶属和管辖，也不是传统的单纯的"指导"或"联络"关系，而是"你中有我""我中有你"。在这其中，图书馆作为服务的提供者，更应该发挥积极主动的作用。所谓全天候的服务，就是在馆院合作机制中，图书馆充分考虑"两院"（医院、学院）的信息需求和业务场景。在以前，以图书馆为主体提供的信息服务具有明显的"边界"，最典型的例子如图书馆提供和传递形态固定的文献产品，以及图书馆在传统上只在所谓"开放时间"内提供信息服务，服务的手段也比较单一。而院馆合作机制就是打破原有的图书馆主导的僵化单一的文献信息服务体制，而是依托信息专员，打造"全时段""全天候""全时段""全媒体"的专业信息服务。院馆合作机制的建立需要视各个院校、医院、图书馆的具体情况而定。院馆合作的内容应该不仅仅局限于信息专员，信息专员制度应该是院馆合作整体框架的一个组成部分或者模块。院馆合作制度的建立可以充分考虑和吸收当前国内开始摸索施行的图书馆理事会制度，从而明确各个利益相关者的权责关系。

6.2.6 建立信息专员人才培养机制，完备人力资源建设

构成信息专员的要件包括知识资源、核心技能、组织设置和组织关系、系统工具、工作流程等多个要素，而在这其中，人是核心的要素。人既是服务的对象，也是传递知识、实施服务的载体，同时是构成团队组织的基本单元，是凝结技能的对象，是系统工具的主人，是实施流程、

运行流程的主体。从国外已有的信息专员发展成熟形态来看，信息专员成功的关键因素之一就是高素质、高水平的人才队伍，国外对于担任图书馆信息专员的人员具有严格的准入、认证、学历、工作职责、学历背景、工作经验、工作年限等等要求，例如美国的一些医学图书馆要求信息专员必须具有图书馆学情报学和医学专业的双重背景，同时针对一些新的技术趋势和技术应用也做了规定，例如掌握循证医学的工作模式以及对健康大数据、医疗大数据的处理技术的掌握等。

  信息专员人才梯队的建设和培养，将是我国信息专员制度发展的重中之重。在这方面，图书馆一方面可以学习和借鉴国外在这方面的先进经验，另一方面也可以采纳和吸收企业界在人力资源管理方面的成熟模式。在人才的招聘和培养阶段之前，需要根据本馆信息专员的定位和战略规划，设计和制定面向信息专员的能力体系和能力矩阵。能力矩阵要和每年对信息专员的周期性考核评估情况以及新的战略规划相协调，需要及时和实时在信息专员能力中体现出用户的要求、最新的技术的要求以及战略规划的要求，因此也需要进行周期性的检视和修订。能力矩阵可以对应信息专员不同级别的活动，进而划分为基础能力、核心能力以及前沿能力或者特色能力。不同的能力模块可以对应不同的岗位设置、岗位级别、岗位要求，并加以规定和说明，配以相应的在这一矩阵模块内所需要接受的培训、取得的认证、必备的工具或工作技术方法、必备的知识储备等。在此基础上，可以采用内部培训、外包培训、学位教育、讲座、交流、研讨等方式弥补员工的知识和技能缺口（knowledge gap）。这样一来，能力矩阵就不再是静态的能力列表，而是动态变化的、能够指导和规范信息专员从入职到职业生涯发展、深入、拓展的一套监控和指导机制。人力资源基础的夯实将对信息专员的长效可持续发展带来长远的积极影响。

6.2.7 制定信息专员管理机制，完善制度层面保障

  对于已经形成建制、进入运行状态的信息专员，一套行之有效的管

理机制可以提供制度层面的保障。信息专员管理机制可以说是以上各部分内容的集成和综合，包括了关于信息专员的定位设计、战略规划、工作规范、考核机制、组织机制、人才培养机制和其他资源保障机制等。需要指出的是，图书馆参与的信息专员管理机制将即不同于图书馆在传统上对于馆藏文献和信息资源的管理模式，又不同于往日立足于文献的服务组织模式，也不同于单纯的对于图书馆员工的人力管理、人员管理或者人事管理。从上文的分析和阐述中可以看中，图书馆信息专员管理机制是对知识内容资源、系统工具等基础设施以及人的综合管理。因此，借鉴当前的图书馆管理思路，信息专员的管理机制更多的是一种"治理"行为。所谓治理，就是对各个管理单元的综合协调、平衡、配置与优化。信息专员利用知识面向用户进行服务，服务的内容既包括知识的传递、分享、利用与创新，也包括了与人的沟通、协调、接洽和联络，用最合适的组织方式来保证和提升服务的品质和效率，将是信息专员管理机制的最终目标。

　　按照组织治理和知识治理的观点，完善的信息专员管理机制首要需明确和准确地把握图书馆和用户所面对的知识形态。在我国的医疗和医学信息服务领域，由于不同机构发展程度不同，使命功能不同、业务场景不同，因此在知识服务场景中也呈现出不同知识形态、知识需求和知识利用方式，这一点在医学和医疗领域表现得尤其复杂。例如临床医生需要足够的信息判断病人的病情、需要足够的前期证据以做出合适的诊断，生物医药领域的研究者需要足够的数据和样本对药物的药性进行判断，病患及其家属则需要从另一个角度获取和知晓相关的基本健康信息和护理康复情况。所有这些信息表现出不同的形态，也对应着不同处理和传递方式。一条较为可行的思路是组织信息专员的管理者、实施者和服务对象一同从日常知识需求的角度出发，梳理出所处知识环境中的所有知识形态，并分析其属性和知识流转过程，继而设计和配置所对应的不同知识服务模式，如构建知识库、提供一对一的参考咨询服务、融入项目的服务等。

6.3 本章小结

本章首先从指导思想和内容体系两个方面来构建信息专员的服务体系，内容体系又分为了信息专员计划、组织、管理，实施、执行、服务监督，学习、培训、人员发展，联系、联络、推广，资源和工具保障等5个方面。其次，根据信息专员的服务模式，提出了确立信息专员发展定位，工作制度和保障机制，服务政策机制，绩效考核机制，馆院合作机制，人才培养机制和人员管理机制等一系列机制来保障信息专员服务的顺利实施。

7 结论与展望

7.1 研究结论

信息专员服务是医学图书馆应对用户需求以及信息环境变化的一项重要服务模式创新。随着网络化、数字化、移动化的快速发展，国家卫生政策对医学科研创新的鼓励，以及医务工作者信息行为的转变，医学图书馆借助自身丰富的信息资源和信息处理优势，帮助医生进行临床决策，帮助科研人员及时调整研究方向，以促进医疗行业的发展。

本文通过对信息专员概念的确立以及对国外信息专员服务模式归纳分析的基础上，以医生的临床诊疗过程和科研过程为载体，构建了医学图书馆信息专员服务模式及内容，包括帮助医生了解关于最新诊疗方法、最新临床实践指南方面的信息，为各类信息资源建立知识导航数据库，帮助科研团队分析相关文献和研究报告，构建合理的知识组织模式，找到知识生长点，形成有效的知识链接等等。信息专员将服务嵌入到医务工作者的工作场所，嵌入到医疗和科研的工作流中，将以往被动的、零散的、阶段性的信息服务转变成主动的、整合的、全程参与式的服务模式。信息专员通过对信息的敏锐洞察力和较强信息处理能力，随时随地为用户提供深层次的信息服务。

为了了解本书制定的服务模式是否给医务工作者带来了实际效果，选取试点机构进行实证研究，并通过问卷调查了信息专员提供服务前后的用户满意度。数据显示用户满意度大幅度提升，说明信息专员的服务得到了用户的认可，确实为医务工作者的工作带来了帮助，并且提高了用户整体的信息素养。信息专员将整合后的深层次信息提供给用户，给其解读，扩展了思维，提高了科研创新的效率，提供了有效的支撑，使医学图书馆学科化服务得到了有效地延伸和深度地嵌入。

为了保障信息专员服务顺利实施并达到理想效果，从发展定位、服务政策、激励措施、协同合作、人员培养、人员管理等几个角度出发，制定了一整套服务机制与体系。

7.2 局限性

由于笔者的学识水平、研究方法与研究深度的局限，对信息专员服务相关的一些问题还缺乏进一步的研究与探讨，因此本书还存在着一定的局限性，主要包括以下几个方面：

信息专员服务模式的构建是在国内外相关文献及国内医生信息需求调查的基础上基础的，文献量的选取以及调查对象的选取可能存在一定的局限性。

本文为了验证构建模式的实用性，进行了实证研究，由于仅选取了一家试点机构，尝试过一次实践，缺少系统性的实证研究，对信息专员改进工作效果的验证方面存在一定局限性，对于本文提出的服务模式，特别是新提出的服务内容还需要实践去检验。

在对信息专员服务质量进行评估时，笔者基于 LibQUAL+® 模型，修改了评价指标，对用户满意度进行评价。而图书馆服务质量并不完全等同于用户满意度，LibQUAL+® 只适宜用来测量图书馆用户的满意度，而不能全面测量图书馆的服务质量，LibQUAL+® 测量的服务质量实际上是用户感知到的质量，而不是客观的服务质量。

由于样本量的限制，只能测试信息专员提供服务前后用户期望值与实际效果这种定性分析，无法定量分析，只能以小样本反映总体服务的质量，这也是本文的局限性之一。

7.3 展望

笔者通过文献调研和用户实际需求调查，制定了信息专员的服务模式，并将这种模式从理论转化为了实践，但还有很多方面需要做进一步的研究。

信息专员是面向医务工作者开展的服务，在做好本职工作的前提下，如何更好地辅助用户进行临床工作，如何更好地辅助医学科研进行项目实施直至成果转化，找到图书馆与医务工作者的最佳结合点，为医务工作者开展真正有意义的工作。

信息专员的服务需要专业数据库和相关机制为其保障和支撑，本文所探讨的只涉及理论方面，对于实践方面特别是建立特色数据库的技术方面，还需要继续探索。

实践是检验真理唯一的标准。在国内，关于信息专员服务理论方面已经出现了部分研究，要把这种服务模式真正运用到实践中，还是需要很长一段路要走。深入研究国外经典案例，结合国内用户需求，继续探索信息专员的服务之路。

信息专员服务是一种实践性强，且需要不断地发展和完善的图书馆服务模式。所有的服务工作都是实践性的，尤其是信息专员要随时关注临床医生及科研人员信息行为的变化，以及知识管理、知识分析和情报服务的发展态势，在工作中不断总结经验，不断创新和发展，形成最佳实践，最终才能完善服务模式，才能不断提升服务的质量和水平。

附录1　医务工作者信息需求调查

您好，这是关于医学图书馆信息专员的服务模式与机制研究的调查问卷。为了了解医务工作者的实际需求，更好地设计医学信息服务体系，特进行匿名问卷调查。您所提供的信息非常重要，所有信息不会作其他用途。回答此问卷大约需要3分钟，非常感谢您！

1、您检索信息的主要场所（多选题 *必答）

　　□ 图书馆　　□ 单位　　□ 家里　　□ 移动端　　□ 其他_____

2、您是否向图书馆寻求过信息服务（如：信息和文献的传递、文献查新、定题服务等）（单选题 *必答）

　　○ 是（回答下一题）　　○ 否（直接回答第4题）

3、您对图书馆提供的医学信息服务是否满意，请逐项评价（单选题）

	满意	比较满意	一般	比较不满意	不满意
科技查新服务	○	○	○	○	○
参考咨询服务	○	○	○	○	○
文献传递服务	○	○	○	○	○
信息素养教育	○	○	○	○	○
定题文献服务	○	○	○	○	○
推送服务	○	○	○	○	○
书刊借阅服务	○	○	○	○	○
电子阅览服务	○	○	○	○	○

4、您检索医学信息的频率（单选题 *必答）

○ 每天　○ 每周　○ 每月　○ 偶尔

5、您了解或经常使用的数据库（多选题 *必答）

☐ CNKI　☐ CBMdisc　☐ 万方

☐ 网络搜索，如百度、google 等　☐ PubMed

☐ Medline　☐ EMBASE　☐ Free Medical Journal

☐ Highwire Press　☐ Cochrane Library　☐ 其他数据库_____

6、您是否上过信息检索课程或受过信息素养培训（单选题 *必答）

○ 是　○ 否

7、您习惯使用的检索字段（多选题 *必答）

☐ 主题词　☐ 篇名　☐ 关键词　☐ 作者　☐ 摘要

☐ 全文　☐ 其他_____

8、您对高级检索功能（如：检索式 and、not、or 的使用）的使用频率（单选题 *必答）

○ 经常使用　○ 偶尔使用　○ 没用过　○ 不知道这个功能

9、您去图书馆或登录图书馆网站的频率（单选题 *必答）

○ 每天　○ 每周　○ 每月　○ 偶尔

10、您获取医学信息的途径（多选题 *必答）

☐ 咨询专家　☐ 阅读专业期刊

☐ 参加讲座、培训、学术会议等　☐ 查找数据库

☐ 同行讨论　☐ 查房会诊　☐ 网络信息检索

☐ 其他_____

11、您所在单位是否设有医学学科馆员（指为医学临床系统的科研人员、研究生、医生、护士等提供高度专业的信息服务人员）（单选题 *必答）

○ 是（回答下一题）　○ 否（直接回答第 15 题）

12、您是否与医学学科馆员实时交流过（单选题）

○ 是（回答下一题）　○ 否（直接回答第 14 题）

13、您与医学学科馆员通过哪些方式交流（多选题）

□ email　□ QQ　□ 微信　□ 电话　□ 见面　□ msn
□ 飞信　□ 短信　□ 其他_____

14、若医学学科馆员向您提供以下服务内容，请您对其重要性进行评价（单选题）

	重要	比较重要	一般	比较不重要	不重要
信息咨询：包括文献传递、参考咨询、教学培训等	○	○	○	○	○
融入课题组：提供面向课题的全程式信息服务	○	○	○	○	○
参与临床会诊，对疑难问题进行循证医学考证	○	○	○	○	○
提供现场服务：到你身边提的问题咨询与其他信息服务	○	○	○	○	○
评价服务：提供国内外研究热点、前沿领域，科研绩效的分析报告	○	○	○	○	○

15、您是否需要图书馆设立专业信息人员为您提供信息服务（单选题 *必答）

○ 非常需要　○ 比较需要　○ 一般　○ 比较不需要
○ 不需要

16、您的性别（单选题 *必答）

○ 男　○ 女

17、您的职业（单选题 *必答）

○ 学生　○ 医生

18、您的年龄（单选题 *必答）

○ 21-30 岁　○ 31-40 岁　○ 41-50 岁　○ 50 岁以上

19、您的学历（单选题 *必答）

○ 大学本科　○ 硕士　○ 博士

20、您的职称（单选题 *必答）
○ 住院医师　○ 主治医师（讲师）　○ 副主任医师（副教授）
○ 主任医师（教授）　○ 其他

21、您所在医院的级别（单选题 *必答）
○ 三级甲等　○ 三级乙等　○ 三级丙等　○ 二级甲等
○ 二级乙等　○ 二级丙等　○ 其他

问卷结束，谢谢您的支持！

8 附录2 医务工作者个人访谈问题题录

您好！为了了解国内医务工作者的信息需求，寻求医学学科服务的发展对策，了解您对信息服务一些想法。调研成果只供研究之用，非常感谢您的帮助！

1. 请问您对本单位的医学学科服务的质量作何评价？有哪些需要改进的地方？

2. 您在获取信息时遇到的最大困难是什么？

3. 您在希望得到哪方面的信息服务？

4. 如果有专业信息人员进驻到科室，您会接纳和认可他的工作吗？会积极参与与配合他的工作吗？

5. 您认为专业信息人员需要什么能力？在信息服务中如何体现信息人员的能力？

6. 如果专业信息人员与您建立密切关系，嵌入到科研和临床之中，您认为这样做对您的帮助大吗？

7. 现阶段您是否急切地需要专业信息人员为您提供深层次信息服务？

8 附录3 关于讲座内容的调查

您好，为了了解您对讲座内容的需求，提高讲座的针对性，烦请您协助填写以下问题，问卷共 9 个问题，请您对感兴趣的内容打钩。问卷的调查内容仅用于为您提供讲座内容的参考，感谢您的支持！

序号	讲座内容	是否感兴趣
1	endnote 软件的介绍和使用	
2	noteexpress 软件的介绍和使用	
3	RevMan 软件的介绍和使用	
4	Pubmed、medline 数据库功能的介绍和使用	
5	OVID、Cochrane 数据库功能的介绍和使用	
6	针对治疗、诊断、预后判断、指南、循证医学方法学等检索策略的制定	
7	撰写系统评价的步骤	
8	检索循证医学证据的思路与步骤	
9	指南评价工具 AGREE II 的使用	

8 附录4 试点机构学科馆员服务质量评价调查

亲爱的用户，您好！为了了解您对学科馆员提供服务的实际感受，以及您对各项服务的看法，特设计本问卷，作为我们研究图书馆学科服务现状、优化服务的参考。我们非常重视您的宝贵意见，调查结果只做研究用，请安心作答。请回答以下每个问题。非常感谢您的支持和参与。

填写说明：请阅读各服务项目内容后，在个评价栏目中，按您的感受选择服务的分值，在对应栏目内的括号内填写分值即可。我可接受的最低值：表示你觉得可以接受的最低服务水平我理想的期望值：表示你期望图书馆该项服务可以达到的水平我的实际感受值：表示你在中国医学科学院图书馆实际感受到的服务水平请务必同时填写个评价栏目。每个栏目的评分中为1最低分，9为最高分。

	您的最低期望 低　　　　　　高	您的理想期望 低　　　　　　高	您的实际感知水平 低　　　　　　高
1. 学科馆员的服务质量让您觉得可以相信和依赖	○○○○○○○○○ 1 2 3 4 5 6 7 8 9	○○○○○○○○○ 1 2 3 4 5 6 7 8 9	○○○○○○○○○ 1 2 3 4 5 6 7 8 9
2. 学科馆员能主动关心您的个性化需求，推荐与您相关的资源和服务	○○○○○○○○○ 1 2 3 4 5 6 7 8 9	○○○○○○○○○ 1 2 3 4 5 6 7 8 9	○○○○○○○○○ 1 2 3 4 5 6 7 8 9
3. 学科馆员能保持礼貌亲切的态度	○○○○○○○○○ 1 2 3 4 5 6 7 8 9	○○○○○○○○○ 1 2 3 4 5 6 7 8 9	○○○○○○○○○ 1 2 3 4 5 6 7 8 9

续表

	您的最低期望 低　　　　　高	您的理想期望 低　　　　　高	您的实际感知水平 低　　　　　高
4. 学科馆员能迅速回应您的问题	○○○○○○○○○ 1 2 3 4 5 6 7 8 9	○○○○○○○○○ 1 2 3 4 5 6 7 8 9	○○○○○○○○○ 1 2 3 4 5 6 7 8 9
5. 学科馆员能准确理解您咨询的问题	○○○○○○○○○ 1 2 3 4 5 6 7 8 9	○○○○○○○○○ 1 2 3 4 5 6 7 8 9	○○○○○○○○○ 1 2 3 4 5 6 7 8 9
6. 学科馆员具备专业的知识，能回答您咨询的问题	○○○○○○○○○ 1 2 3 4 5 6 7 8 9	○○○○○○○○○ 1 2 3 4 5 6 7 8 9	○○○○○○○○○ 1 2 3 4 5 6 7 8 9
7. 学科馆员能竭尽所能、通过各种方式帮助您解决遇到的问题	○○○○○○○○○ 1 2 3 4 5 6 7 8 9	○○○○○○○○○ 1 2 3 4 5 6 7 8 9	○○○○○○○○○ 1 2 3 4 5 6 7 8 9
8. 学科馆员服务时间合理、方便	○○○○○○○○○ 1 2 3 4 5 6 7 8 9	○○○○○○○○○ 1 2 3 4 5 6 7 8 9	○○○○○○○○○ 1 2 3 4 5 6 7 8 9
9. 学科馆员提供的定题服务能够准确理解您的需求，并提供相关文献资料	○○○○○○○○○ 1 2 3 4 5 6 7 8 9	○○○○○○○○○ 1 2 3 4 5 6 7 8 9	○○○○○○○○○ 1 2 3 4 5 6 7 8 9
10. 学科馆员提供的文献传递服务及时、高效	○○○○○○○○○ 1 2 3 4 5 6 7 8 9	○○○○○○○○○ 1 2 3 4 5 6 7 8 9	○○○○○○○○○ 1 2 3 4 5 6 7 8 9
11. 学科馆员参考咨询服务能帮助您解决临床诊疗和科研过程中遇到的问题	○○○○○○○○○ 1 2 3 4 5 6 7 8 9	○○○○○○○○○ 1 2 3 4 5 6 7 8 9	○○○○○○○○○ 1 2 3 4 5 6 7 8 9
12. 学科馆员开设的各种培训和讲座对您有帮助	○○○○○○○○○ 1 2 3 4 5 6 7 8 9	○○○○○○○○○ 1 2 3 4 5 6 7 8 9	○○○○○○○○○ 1 2 3 4 5 6 7 8 9
13. 学科馆员能够及时向您推送最新的资源信息	○○○○○○○○○ 1 2 3 4 5 6 7 8 9	○○○○○○○○○ 1 2 3 4 5 6 7 8 9	○○○○○○○○○ 1 2 3 4 5 6 7 8 9
14. 学科馆员提供的期刊评价、文章评价等评价服务让您认为有参考价值	○○○○○○○○○ 1 2 3 4 5 6 7 8 9	○○○○○○○○○ 1 2 3 4 5 6 7 8 9	○○○○○○○○○ 1 2 3 4 5 6 7 8 9
15. 学科馆员能够关注和理解您的个性化需求，并提供令人满意的帮助	○○○○○○○○○ 1 2 3 4 5 6 7 8 9	○○○○○○○○○ 1 2 3 4 5 6 7 8 9	○○○○○○○○○ 1 2 3 4 5 6 7 8 9

续表

	您的最低期望 低　　　　　　高	您的理想期望 低　　　　　　高	您的实际感知水平 低　　　　　　高
16. 学科馆员对您的意见和建议能够及时反馈，并尽力改进	○○○○○○○○○ 1 2 3 4 5 6 7 8 9	○○○○○○○○○ 1 2 3 4 5 6 7 8 9	○○○○○○○○○ 1 2 3 4 5 6 7 8 9
17. 学科馆员的各项服务设置合理，符合大多数用户的需求	○○○○○○○○○ 1 2 3 4 5 6 7 8 9	○○○○○○○○○ 1 2 3 4 5 6 7 8 9	○○○○○○○○○ 1 2 3 4 5 6 7 8 9
18. 学科馆员有助于您始终跟踪领域的前沿发展	○○○○○○○○○ 1 2 3 4 5 6 7 8 9	○○○○○○○○○ 1 2 3 4 5 6 7 8 9	○○○○○○○○○ 1 2 3 4 5 6 7 8 9
19. 学科馆员有助于您的临床诊疗	○○○○○○○○○ 1 2 3 4 5 6 7 8 9	○○○○○○○○○ 1 2 3 4 5 6 7 8 9	○○○○○○○○○ 1 2 3 4 5 6 7 8 9
20. 学科馆员有效地支撑了您的学术研究	○○○○○○○○○ 1 2 3 4 5 6 7 8 9	○○○○○○○○○ 1 2 3 4 5 6 7 8 9	○○○○○○○○○ 1 2 3 4 5 6 7 8 9
21. 学科馆员提供您临床工作和科研中必需的信息技巧指导	○○○○○○○○○ 1 2 3 4 5 6 7 8 9	○○○○○○○○○ 1 2 3 4 5 6 7 8 9	○○○○○○○○○ 1 2 3 4 5 6 7 8 9
22. 对于学科馆员服务过程的满意度	○○○○○○○○○ 1 2 3 4 5 6 7 8 9	○○○○○○○○○ 1 2 3 4 5 6 7 8 9	○○○○○○○○○ 1 2 3 4 5 6 7 8 9
23. 对于学科馆员服务实际效果的满意度	○○○○○○○○○ 1 2 3 4 5 6 7 8 9	○○○○○○○○○ 1 2 3 4 5 6 7 8 9	○○○○○○○○○ 1 2 3 4 5 6 7 8 9
24. 对于学科馆员总体服务质量的满意度	○○○○○○○○○ 1 2 3 4 5 6 7 8 9	○○○○○○○○○ 1 2 3 4 5 6 7 8 9	○○○○○○○○○ 1 2 3 4 5 6 7 8 9

8 附录5 试点机构信息专员服务质量评价调查

亲爱的用户，您好！为了了解您对信息专员提供服务的实际感受，以及您对各项服务的看法，特设计本问卷，作为我们研究图书馆学科服务现状、优化服务的参考。我们非常重视您的宝贵意见，调查结果只做研究用，请安心作答。请回答以下每个问题。非常感谢您的支持和参与。

填写说明：请阅读各服务项目内容后，在个评价栏目中，按您的感受选择服务的分值，在对应栏目内的括号内填写分值即可。我可接受的最低值：表示你觉得可以接受的最低服务水平我理想的期望值：表示你期望图书馆该项服务可以达到的水平我的实际感受值：表示你在中国医学科学院图书馆实际感受到的服务水平请务必同时填写个评价栏目。每个栏目的评分中为1最低分，9为最高分。

	您的最低期望 低　　　　　高	您的理想期望 低　　　　　高	您的实际感知水平 低　　　　　高
1. 信息专员的服务质量让您觉得可以相信和依赖	○○○○○○○○○ 1 2 3 4 5 6 7 8 9	○○○○○○○○○ 1 2 3 4 5 6 7 8 9	○○○○○○○○○ 1 2 3 4 5 6 7 8 9
2. 信息专员能主动关心您的个性化需求，推荐与您相关的资源和服务	○○○○○○○○○ 1 2 3 4 5 6 7 8 9	○○○○○○○○○ 1 2 3 4 5 6 7 8 9	○○○○○○○○○ 1 2 3 4 5 6 7 8 9
3. 信息专员能保持礼貌亲切的态度	○○○○○○○○○ 1 2 3 4 5 6 7 8 9	○○○○○○○○○ 1 2 3 4 5 6 7 8 9	○○○○○○○○○ 1 2 3 4 5 6 7 8 9

续表

	您的最低期望	您的理想期望	您的实际感知水平
	低　　　　　　　高	低　　　　　　　高	低　　　　　　　高
4. 信息专员能迅速回应您的问题	○○○○○○○○○ 1 2 3 4 5 6 7 8 9	○○○○○○○○○ 1 2 3 4 5 6 7 8 9	○○○○○○○○○ 1 2 3 4 5 6 7 8 9
5. 信息专员能准确理解您咨询的问题	○○○○○○○○○ 1 2 3 4 5 6 7 8 9	○○○○○○○○○ 1 2 3 4 5 6 7 8 9	○○○○○○○○○ 1 2 3 4 5 6 7 8 9
6. 信息专员具备专业的知识，能回答您咨询的问题	○○○○○○○○○ 1 2 3 4 5 6 7 8 9	○○○○○○○○○ 1 2 3 4 5 6 7 8 9	○○○○○○○○○ 1 2 3 4 5 6 7 8 9
7. 信息专员能竭尽所能、通过各种方式帮助您解决遇到的问题	○○○○○○○○○ 1 2 3 4 5 6 7 8 9	○○○○○○○○○ 1 2 3 4 5 6 7 8 9	○○○○○○○○○ 1 2 3 4 5 6 7 8 9
8. 信息专员服务时间合理、方便	○○○○○○○○○ 1 2 3 4 5 6 7 8 9	○○○○○○○○○ 1 2 3 4 5 6 7 8 9	○○○○○○○○○ 1 2 3 4 5 6 7 8 9
9. 信息专员提供的定题服务能够准确理解您的需求，并提供相关文献资料	○○○○○○○○○ 1 2 3 4 5 6 7 8 9	○○○○○○○○○ 1 2 3 4 5 6 7 8 9	○○○○○○○○○ 1 2 3 4 5 6 7 8 9
10. 信息专员提供的文献传递服务及时、高效	○○○○○○○○○ 1 2 3 4 5 6 7 8 9	○○○○○○○○○ 1 2 3 4 5 6 7 8 9	○○○○○○○○○ 1 2 3 4 5 6 7 8 9
11. 信息专员参考咨询服务能帮助您解决临床诊疗和科研过程中遇到的问题	○○○○○○○○○ 1 2 3 4 5 6 7 8 9	○○○○○○○○○ 1 2 3 4 5 6 7 8 9	○○○○○○○○○ 1 2 3 4 5 6 7 8 9
12. 信息专员开设的各种培训和讲座对您有帮助	○○○○○○○○○ 1 2 3 4 5 6 7 8 9	○○○○○○○○○ 1 2 3 4 5 6 7 8 9	○○○○○○○○○ 1 2 3 4 5 6 7 8 9
13. 信息专员能够及时向您推送最新的资源信息	○○○○○○○○○ 1 2 3 4 5 6 7 8 9	○○○○○○○○○ 1 2 3 4 5 6 7 8 9	○○○○○○○○○ 1 2 3 4 5 6 7 8 9
14. 信息专员提供的期刊评价、文章评价等评价服务让您认为有参考价值	○○○○○○○○○ 1 2 3 4 5 6 7 8 9	○○○○○○○○○ 1 2 3 4 5 6 7 8 9	○○○○○○○○○ 1 2 3 4 5 6 7 8 9
15. 信息专员参与临床会诊给您带来了帮助	○○○○○○○○○ 1 2 3 4 5 6 7 8 9	○○○○○○○○○ 1 2 3 4 5 6 7 8 9	○○○○○○○○○ 1 2 3 4 5 6 7 8 9
16. 信息专员能够关注和理解您的个性化需求，并提供令人满意的帮助	○○○○○○○○○ 1 2 3 4 5 6 7 8 9	○○○○○○○○○ 1 2 3 4 5 6 7 8 9	○○○○○○○○○ 1 2 3 4 5 6 7 8 9

续表

	您的最低期望 低　　　　高	您的理想期望 低　　　　高	您的实际感知水平 低　　　　高
17. 信息专员对您的意见和建议能够及时反馈，并尽力改进	○○○○○○○○○ 1 2 3 4 5 6 7 8 9	○○○○○○○○○ 1 2 3 4 5 6 7 8 9	○○○○○○○○○ 1 2 3 4 5 6 7 8 9
18. 信息专员的各项服务设置合理，符合大多数用户的需求	○○○○○○○○○ 1 2 3 4 5 6 7 8 9	○○○○○○○○○ 1 2 3 4 5 6 7 8 9	○○○○○○○○○ 1 2 3 4 5 6 7 8 9
19. 信息专员有助于您始终跟踪领域的前沿发展	○○○○○○○○○ 1 2 3 4 5 6 7 8 9	○○○○○○○○○ 1 2 3 4 5 6 7 8 9	○○○○○○○○○ 1 2 3 4 5 6 7 8 9
20. 信息专员有助于您的临床诊疗	○○○○○○○○○ 1 2 3 4 5 6 7 8 9	○○○○○○○○○ 1 2 3 4 5 6 7 8 9	○○○○○○○○○ 1 2 3 4 5 6 7 8 9
21. 信息专员有效地支撑了您的学术研究	○○○○○○○○○ 1 2 3 4 5 6 7 8 9	○○○○○○○○○ 1 2 3 4 5 6 7 8 9	○○○○○○○○○ 1 2 3 4 5 6 7 8 9
22. 信息专员指导您评价临床证据的可靠性	○○○○○○○○○ 1 2 3 4 5 6 7 8 9	○○○○○○○○○ 1 2 3 4 5 6 7 8 9	○○○○○○○○○ 1 2 3 4 5 6 7 8 9
23. 信息专员提供您临床工作和科研中必需的信息技巧指导	○○○○○○○○○ 1 2 3 4 5 6 7 8 9	○○○○○○○○○ 1 2 3 4 5 6 7 8 9	○○○○○○○○○ 1 2 3 4 5 6 7 8 9
24. 对于信息专员服务过程的满意度	○○○○○○○○○ 1 2 3 4 5 6 7 8 9	○○○○○○○○○ 1 2 3 4 5 6 7 8 9	○○○○○○○○○ 1 2 3 4 5 6 7 8 9
25. 对于信息专员服务实际效果的满意度	○○○○○○○○○ 1 2 3 4 5 6 7 8 9	○○○○○○○○○ 1 2 3 4 5 6 7 8 9	○○○○○○○○○ 1 2 3 4 5 6 7 8 9
26. 对于信息专员总体服务质量的满意度	○○○○○○○○○ 1 2 3 4 5 6 7 8 9	○○○○○○○○○ 1 2 3 4 5 6 7 8 9	○○○○○○○○○ 1 2 3 4 5 6 7 8 9

9 注释

[1] 中国科学技术信息研究所.2014年度中国科技论文统计结果[EB/OL]. http://www.istic.ac.cn/portals/0/documents/kxpj/1%E6%96%B0%E9%97%BB%E7%A8%BF.pdf.[2014-10-12]

[2] 钟方虎,于丽,贺青等.以创新的医学信息服务促进医药卫生科技创新[J].医学信息学杂志,2012,04:61-63+72.

[3] 郝继英,刘铭,张利等.从临床医学馆员到信息专家:医学学科馆员的发展与启示[J].中华医学图书情报杂志,2010,05:24-27.

[4] 2014年1-7月全国医疗服务情况[EB/OL]. http://www.nhfpc.gov.cn/mohwsbwstjxxzx/s7967/201409/a7fc7fb0a6e145de986cefe650e1ed76.shtml.[2014-10-12]

[5] 中华人民共和国卫生部.2014中国卫生统计年鉴[M].北京:中国协和医科大学出版社.2013:35

[6] Sackett DL, Richardson W, et al. Evidence- based medicine:How topractice and teach EBM[M]. New York:Churchill Livingstone, 1997.

[7] 张天嵩,钟文昭.实用循证医学方法学[M].湖南:中南大学出版社.2012:3

[8] 苏大明,范为宇,崔蒙,等.探索结合医学信息服务的新模式.中国中西医结合杂志[J].2012,32(6):846-848

[9] 黄兰秋.基于云计算的企业竞争情报服务模式研究[D].南开大学,2012.

[10] Frank Davidoff, Valerie Florance. The Informationist:A New Health Profession?[J]. Annals of Internal Medicine. 2000,132(12):996-998.

[11] Diane Cooper. Is the informationist a new role? A logic model analysis[J]. J Med Libr Assoc.2011,7(3):189-193

[12] MEDICAL LIBRARY ASSOCIATION. Informationistconference. [Web document]. Chicago, IL: The Association, 2002.

[OL]. [2014-11-10]. http://www.mlanet.org/research/informationist/conferencep0402.html.

[13] SHIPMAN JP, CUNNINGHAM DJ, HOLSTR, WATSON LA. The informationistconference: report [special report]. J Med Libr Assoc 2002, 10; 90(4):458-64.

[14] RexR. Robison. Inquiring Informationists: AQualitativeExploration ofOurRole[J]. Evid Based LibrInfPrac(S1715-720x),2009,4(1): 4-16.

[15] Rankin J., Grefsheim S., Canto C. The Emerging Informationist Specialty: A Systematic Review of the Literature. Med. Libr. Assoc. 96(3): 194-206.

[16] GIUSE NB, KOONCE TY, JEROME RN, CAHALLM, SATHE NA, WILLIAMS A. Evolution of a mature clinical informationistmodel. J Am Med Inform Assoc2005, 12(3): 249-55.

[17] Notice of Intent to Publish a Funding Opportunity Announcement for NLM Administrative Supplements for Informationist Services in NIH-funded Research Projects.[EB/OL]. [2014-11-10]. http://grants.nih.gov/grants/guide/notice-files/NOT-LM-13-003.html

[18] Slomski A. The National Library of Medicine:175 years of advancing biomedical knowledge[J]. The Journal of The American Medical Association . 2011,305(21):2158-2161

[19] About NIH.[EB/OL]. [2014-11-10]. http://www.nih.gov/about/

[20] Clark, C. The ´embedded librarian´: NIH informationists become team players[J]. NIH Catalyst.2005,12(9):13-15

[21] Informationists . [EB/OL]. [2014-11-10]. http://nihlibrary.nih.gov/Services/Pages/Informationists.aspx

[22] NIH Library Informationist Program. [2014-11-10].http://nihlibrary.nih.gov/AboutUs/Announcements/Pages/InformationistsProgram.aspx

[23] 张士靖,周彦霞,陶亚萍.医学图书馆服务的典范—美国NN/LM的服务及其启示[J].图书馆建设,2008,03:105-108.

[24] 袭继红,夏旭,葛驰.以病人为中心的信息咨询服务及其启示[J].医学信息,2001

(12):859-691.

[25] THE 'EMBEDDED LIBRARIAN': NIH INFORMATIONISTS BECOME TEAM PLAYERS[OL].[2015-01-03].http://www.nih.gov/catalyst/2005/05.11.01/page8.html

[26] 杨岭雪.美国图书馆基金会的类型与运作[J].图书馆杂志,2005(5):69-71.

[27] 唐小利,孙涛涛,李越.NLM发展战略规划对我国医学图书馆发展的启示[J].医学信息学杂志,2012,05:63-66.

[28] 刘娜,张士靖,周满英.对NN/LM 2001-2006年合同期项目的定量分析及启示[J].图书馆论坛,2007(4).

[29] NLM Administrative Supplements for Informationist Services in NIH-funded Research Projects.[EB/OL].[2014-07-09].http://www.nlm.nih.gov/ep/AdminSupp.html

[30] 王保成.约翰·霍普金斯大学医学图书馆的信息专员制度[R].2010,8

[31] Claire T. Welch Information Suites, Bloomberg School of Public Health, Johns Hopkins Welch Medical Library. 2007.

[32] The Welch Embedded InformationistService Model. [2014-11-10] http://www.eahil2010.org/en/images/stories/docs/presen-tations/anton_ppt.pdf .

[33] Embedded Librarians.[2014-11-10]http://www.insidehighered.com/news/2010/06/09/Hopkins.

[34] 初景利,许平,钟永恒,杨志萍,秦津昌,宋亦兵,薛慧彬,阎军,周津慧,张小云.在变革的环境中寻求图书馆的创新变革——美国七大图书情报机构考察调研报告[J].图书情报工作,2011,01:10-16+69.

[35] 王保成.Welch医学图书馆的嵌入式服务及启示[J].图书情报工作网刊,2010,10:33-36.

[36] Freiburger G,MLS,AHIP etal. Embedded librarians:one library's model for decentralized service.[J].J Med Libr Assoc.2009,97(2):139-142

[37] College of Nursing:Curriculum Support.[EB/OL].[2014-12-9].http://www.ahsl.arizona.edu/curriculum/nursing/.

[38] College of Pharmacy:Curriculum Support.[EB/OL].[2014-12-9].http://www.ahsl.arizona.edu/curriculum/pharmacy/

[39] College of Public Health:Curriculum Support.[EB/OL].[2014-12-9].http://www.ahsl.arizona.edu/curriculum/publichealth/

[40] Bracke, Marianne Stowell, et al. Evolution of Reference: A New Service Model for Science and Engineering Libraries. Issues in Science and Technology Librarianship. 2008

[41] 夏知平. 哥伦比亚大学医学图书馆的情报服务[J]. 医学情报工作,2002(1):63.

[42] Columbia University Library.Database [EB/OL]. [2009-07-25]. http://wwwapp.cc.columbia.edu/ldpd/app/rti/results? hl=1&ps=1&sb=1&ss=0&hpp=100000&hk=-1&rt=s

[43] Columbia University library Directory of Library. Subjectspe-cialistliaisons [EB/OL]. [2009-07-25]. http://www.co-lumbia.edu/cu/lweb/services/colldev/liaisons.html.

[44] Alison Turner, A joined-up approach: how England's National electronic Library for Health (NeLH) is working with librarians, Health Information and Libraries Journal, 2004(21):55-57.

[45] Informationist Services for Selected User Groups. [2014-11-10]. http://www.welch.jhu.edu/liaison/usergroups.html.

[46] 李金芳. 美国高校图书馆嵌入式学科服务的典型案例研究[J]. 图书馆杂志,2012,11:73-77.

[47] 陈朋. 国外嵌入式图书馆服务研究进展[J]. 图书情报工作,2013,03:5-10.

[48] 魏辅轶. 学科馆员的神话[J]. 图书馆杂志,2004(7):34-37.

[49] 王唯玮. 大学图书馆学科馆员制的困境及影响因素分析[J]. 图书馆工作研究,2007(5):38-45.

[50] 李维. 转化医学下的学科服务实证研究—以神经外科为例[J]. 图书情报工作,2013,S1:175-177.

[51] 罗忠宁. 基于循证决策的医学信息服务体系的构建[J]. 甘肃广播电视大学学报,2012,03:59-61.

[52] 高妍. 高校医学图书馆学科馆员制度的服务层次定位模式探讨[J]. 图书情报工作,2012,增刊:67.

[53] 张利等. 解放军医学图书馆主力科研学科服务实施分析[J]. 预防医学情报杂志,2012(1):73-75.

[54] 唐小利等. 中国医学科学院图书馆面向国家重大科技专项的信息服务对策探讨[J]. 医学信息学杂志,2011(1):64.

[55] 孔海波. 医学学科馆员与医院学科建设[J]. 中华医学图书情报杂志,2011,09:15-

19+64.

[56] 高妍.高校医学图书馆学科馆员制度的服务层次定位模式探讨[J].图书情报工作,2012,S1:67-69.

[57] 王丽珺.浅析医学院校图书馆学科馆员的服务定位[J].医学信息,2010,23(6):1797-1798.

[58] 何美琦.临床医学图书馆员制度及其在我国实施的建议[J].中华医学图书情报杂志,2011,12:25-27.

[59] 滕书瑶.循证医学与医学信息[J].中华医学图书馆杂志,2001,03:12-13+44.

[60] 张玢,李越,张燕舞等.中国医学科学院图书馆学科化服务模式的探讨[J].医学信息学杂志,2009,09:66-69.

[61] 杜海洲.美国信息学家职业及其对我国医学信息服务的启示[J].中华医学图书情报杂志,2004,06:15-18.

[62] 乐扬.医院图书馆临床信息咨询服务实[J].科技情报开发与经济.2008,18(36):25-26.

[63] 王苹.馆员：教师协作的信息素质教育及思考[J].情报资料工作.2009(6):104-107.

[64] 许四洋.学科馆员制度与医学图书馆深层次的信息服务[J].中国科技信息,2006,14:128-129.

[65] 张曙光,李莹,顾怀敏,于京杰.医学信息服务工作的创新发展[J].医学研究生学报,2012,08:858-860.

[66] 王家业等.MOOC及其在医学图书馆的应用[J].中华医学图书情报杂志,2014,23(12):21.

[67] 于锦霞,刘克俭,罗娟.网络化数字化环境下医院图书馆知识服务的探索[J].实用医药杂志.2005,22(10):948-949.

[68] 葛铁梅,徐桂香.医院图书馆如何为循证医学实践服务[J].图书馆学研究,2004,12:80-81+84.

[69] 孙鲜英,冉晓娟.循证医学与高等院校医学图书馆[J].高校图书馆工作,2013(9):61-62.

[70] 《三级综合医院评审标准(2011年版)》

[71] 蔡文智.医务人员职业伤害现状调查及相关影响因素分析研究[D].第四军医大

学,2009.

[72] 希尔,布赖尔利,麦克杜格尔,等.怎样测评客户满意度[M].陶春水,陶娅娜,译.2版.北京:中国社会科学出版社,2007:48-49.

[73] 何晓阳,吴治蓉.医学院校学员信息需求与满意度调研分析[J].图书馆建设,2009,01:70-73.

[74] 许炜.高校数字图书馆用户接受研究[D].武汉大学,2009.

[75] 王璐,王沁.统计软件SPSS完全学习手册与实战精粹[M].北京:化学工业出版社.2013,5:195

[76] 金治民.三星电子和联想集团中国市场营销策略的比较研究[D].浙江大学,2010.

[77] 孙振球,徐勇勇.医学统计学(第二版)[M].北京:人民卫生出版社.2007,4:537

[78] 亓莱滨,张亦辉,郑有增等.调查问卷的信度效度分析[J].当代教育科学,2003,22:53-54.

[79] 蔡明俐.大学生学习环境资源管理的研究[D].华中科技大学,2006.

[80] 郑京晶.医院中的主任医师素质模型的设计研究[D].首都经济贸易大学,2008.

[81] 周广军.强直性脊柱炎常见证候分布规律研究[D].中国中医研究院,2005.

[82] 姜彤彤,武德昆.基于因子分析的高校绩效评价方法及实证研究[J].黑龙江高教研究,2011,03:39-42.

[83] (美)金在温,(美)米勒著,叶华译.因子分析:统计方法与应用问题[M].上海:格致出版社,2012:52.

[84] 董明.城市满巢期核心家庭子女对家庭消费决策影响力分析[D].西南财经大学,2010.

[85] 本刊编辑部.诊断性研究的金标准[J].广东医学,2013,22:3385.

[86] 张岚,陈海花,宋婷婷等.基于知识服务理念的护理知识服务模式探析[J].护理研究,2012,34:3177-3179.

[87] 江建忠.医院图书馆与临床实践指南服务[J].科技情报开发与经济,2013,18:52-54.

[88] NZGG. Handbook for the Preparation of Explicit Evidence-Based Clinical Practice Guidelines. New Zealand Guidelines Group, 2001.

[89] vander Wees PJ, Hendriks EJM, Custers JWH, et al. Comparison of international guideline programs to evaluate and update the Dutch program for clinical guideline de-

velopment in physical therapy. BMC Health Services Research, 2007, 7(1): 191.

[90] 张华. 循证医学与图书馆服务[J].长治学院学报,2011,03:117-119.

[91] American Diabetes Association. Standards of medical care in diabetes-2010[J]. Diabetes Care, 2010, 33(suppl 1):S11-S61.

[92] 杨慧霞.2011年妊娠期糖尿病国际诊断标准解读[J].中国医学前沿杂志(电子版),2011,04:19-20.

[93] 胡昌平.信息服务与用户研究[M].武汉:武汉大学出版社,1993:33.

[94] 何晓阳,吴治蓉. 医学院校学员信息需求与满意度调研分析[J].图书馆建设,2009,01:70-73.

[95] 胡靖. 临床诊断思维问卷中文版修订及应用研究[D].中南大学,2012.

[96] Norman, G.R., Brooks, L.R., Allen, S.W. Recall by experts medical practitioners and novices as a record of processing attention. Journal of Experimental Psychology; Learning, Memory and Cognition . 1989

[97] Brooks LR.Decentralised control in categorisation: the role of priorprocessing episodes. Concepts and Conceptual Development: Ecological and Intellectual Factors in Categorisation . 1987

[98] 田金洲,时晶,张学凯等. 2011年美国阿尔茨海默病最新诊断标准解读[J].中国医学前沿杂志(电子版),2011,04:91-100.

[99] 于双成.基于医学创新能力培养的医学方法学课程群构建研究[D].吉林大学,2013.

[100] 赵艳霞.循证医学信息服务保障体系建设研究[D].黑龙江大学,2006.

[101] 邱卓英,陈迪.基于ICF的残疾和康复信息标准体系及其应用研究[J].中国康复理论与实践,2014,06:501-507.

[102] 路鹏程.基于康复诊疗决策支援系统构建区域三级康复服务体系[D].南方医科大学,2013.

[103] 何成奇,丁明甫. 循证医学在康复临床中的应用[J].中国临床康复,2003,01:8-10+17.

[104] 胡立珍,胡艳军,李慧.提高介入专科护士培训质量的实践与效果[J].护理管理杂志,2011,11(3):201-202

[105] 杜景梅.临床护理路径在冠心病患者健康教育中的应用及效果评价[J].内蒙古

医学杂志.2008,40(6):756-757.

[106] 崔明玲,韦秀艺,许小军.临床护理路径在冠心病患者健康教育中的应用及效果评价[J].现代医药卫生,2015,03:419-421.

[107] 骆敏霞.健康教育临床路径在优质护理服务中的应用[J].吉林医学,2012,32:7120-7121.

[108] 周西,李领侠,马淑霞,等.Meta分析法在我国护理科研中的应用现状.护理学杂志,2009,24(3):77-79.

[109] 董碧蓉.疾病预后判断的循证[J].中华医学杂志,2001,12:65-67.

[110] 刘正乐.临床科研设计、衡量与评价.见:王家良,主编,临床流行病学.上海:上海科学技术出版社,1990.45-52.

[111] IOM (Institute of Medicine). Clinical Practice Guidelines We Can Trust. Washington, DC: National Academies Press, 2011.

[112] 陈耀龙,王小琴,吴琼芳等.中国临床实践指南更新情况调查[J].中国循证医学杂志,2014,02:178-183.

[113] Chen YL, Yao L, Xiao XJ, et al. Quality assessment of clinical guide-lines in China: 1993-2010. Chin Med J, 2012, 125 (20): 3660-3664.

[114] Guyatt G, Oxman AD, Akl EA, et al. GRADE guidelines: 1. Intro-duction-GRADE evidence proi les and summary of i ndings tables. J Clin Epidemiol, 2011, 64(4): 383-394.

[115] World Health Organization. WHO Handbook for guideline de-velopment. World Health Organization, 2011. Available at: http://www.who.int/publications/guidelines/handbook-for-guideline-development/zh/

[116] NHS. Process and methods guides. The guidelines manual. NHS publication, 2012. Available at: http://www.nice.org.uk/article/pmg6/resources/non-guidance-the-guidelines-manual-pdf.

[117] 邓可刚.国外制定循证临床实践指南的进展[J].中国循证医学杂志,2005,04:335-339.

[118] Chen YL, Yao L, Xiao XJ, et al. Quality assessment of clinical guide-lines in China: 1993-2010. Chin Med J, 2012, 125(20): 3660-3664.

[119] AGREE Next Steps Consortium (2009). The AGREE II Instrument [Electronic ver-

sion], 2011.(Accessed January, 01, 2011 at http://www.agreetrust.org.).

[120] 韦当,王小琴,吴琼芳等. 2011年中国临床实践指南质量评价[J].中国循证医学杂志,2013,06:760-763.

[121] 陈锐,冯占英. 大数据时代医学专业图书馆面临的挑战与对策[J].中华医学图书情报杂志,2014,01:2-6.

[122] 韦瑛. 美国大学学科馆员制度探析[J].情报探索,2011,12:31-33.

[123] The e-infrastructure for the research lifecycle[OL].[2015-3-15].http://epubs stfc.ac.uk/bits-tream/3857/science_lifecycle_STFC_poster1.pdf.

[124] 李荔,雷迅,杨丽莎等. 循证医学:临床医学研究生科研及创新能力培养的有效途径[J]. 中国现代医学杂志,2009,18:2874-2876.

[125] About faculty of 1000.[EB/OL].http://f1000.com/about-and-contact. [2015-2-27]

[126] 廖星,谢雁鸣. F1000:新兴医学论文评价和检索系统[J]. 中国中西医结合杂志,2012,05:701-703.

[127] 西京医院骨科科室简介.[EB/OL].http://xjwww.fmmu.edu.cn/ksweb/gk/.[2014-8-5]

[128] J. E. Mayer, J. C. Iatridis, D. Chan, S. A. Qureshi, O. Gottesman, A. C. Hecht. Genetic polymorphisms associated with intervertebral disc degeneration [J]. Spine J, 2013, 13(3): 299-317.

[129] S. Kalb, N. L. Martirosyan, M. Y. Kalani, G. G. Broc, N. Theodore. Genetics of the degenerated intervertebral disc [J]. World Neurosurg, 2012, 77(3-4): 491-501.

[130] S. Ikegawa. The genetics of common degenerative skeletal disorders: osteoarthritis and degenerative disc disease [J]. Annu Rev Genomics Hum Genet, 2013, 14(245-56.

[131] A. G. Nerlich, N. Boos, I. Wiest, M. Aebi. Immunolocalization of major interstitial collagen types in human lumbar intervertebral discs of various ages [J]. Virchows Arch, 1998, 432(1): 67-76.

[132] D. G. Anderson, M. V. Risbud, I. M. Shapiro, A. R. Vaccaro, T. J. Albert. Cell-based therapy for disc repair [J]. Spine J, 2005, 5(6 Suppl): 297S-303S.

[133] C. L. Gilchrist, J. Chen, W. J. Richardson, R. F. Loeser, L. A. Setton. Functional integrin subunits regulating cell-matrix interactions in the intervertebral disc [J]. J

Orthop Res, 2007, 25(6): 829-40.

[134] H. Q. Wang, X. D. Yu, Z. H. Liu, X. Cheng, D. Samartzis, L. T. Jia, et al. Deregulated miR-155 promotes Fas-mediated apoptosis in human intervertebral disc degeneration by targeting FADD and caspase-3［J］. J Pathol, 2011, 225(2): 232-42.

[135] 贾斌,栾冠楠,陈宇飞等.脊髓型颈椎病的发病机制及治疗的研究进展*

[136] 贾斌,栾冠楠,陈宇飞等.K线在预测颈椎全椎板切除减压治疗多节段后纵韧带骨化症疗效中的应用[J].中国矫形外科杂志

[137] Parasuraman A, Berry L L, Zeithaml V A. SERVQUAL: A Multiple- item Scale for Measuring Customer Perceptions of Service Quality[J]. Journal of Retailing, 1988(64):12- 40

[138] 张敏,谢琳,邵诚敏等.基于LibQUAL的图书馆服务质量评估与提升——复旦大学图书馆读者满意度调查案例分析[J].上海高校图书情报工作研究,2009,04:1-5.

[139] 曾照云.LibQUAL+~(TM)—图书馆服务质量评价研究综述[J].情报杂志,2009,12:95-98.

[140] 沈健,陈振英.将焦点团体法引入SERVQUAL的可行性[J].图书情报工作,2006,08:124-127.

[141] 郭焱芳,吴浪.我国农业院校图书馆知识服务现状调查与分析[J].农业网络信息,2014,06:33-37.